＼帰ってすぐラク／

10分で2品!
やせる糖質オフレシピ

長野松代総合病院
ダイエット科部長
監修 前川 智
料理 井原裕子

西東社

Message

医学監修

Satoshi MAEKAWA

前川 智

長野松代総合病院ダイエット科部長（医学博士）

「肥満は、百害あって一利なし！やせて健康な体になりましょう！」

「やせたい！」。本書を手にされた方の目的は共通していると思います。わたしは医師として、やせるために必要な知識をお伝えし、みなさんを応援したいです。なぜなら、肥満にはさまざまな病気のリスクが潜んでいるからです。肥満を放っておけば、糖尿病、脂質異常症、高血圧などの生活習慣病につながったり、ガンのリスクも高まります。腰やひざに負担がかかることで痛みが出て、生活や仕事に困難が出るケースもあります。肥満傾向にある人は、もともと食べることがお好きな方が多いと思いますが、このままの食生活を続けていれば、好きなものを自由に食べられなくなったり、薬の治療を余儀なくされてしまうかもしれません。

やせるためには、食事の改善が最も重要です。なかでも、脂肪の蓄積に直結する「糖質」を減らすことで、確実に効果を得ることができます。糖質以外は気にせず食べていいので簡単で続けやすいでしょう。日本人は、丼ぶりものやラーメン、寿司など、糖質を多く含むメニューを好んで食べる傾向にあり、もともと糖質の摂取量が多いぶん、糖質オフによる効果が得られやすくもあります。まずは1週間続けて、その効果を体感してください。

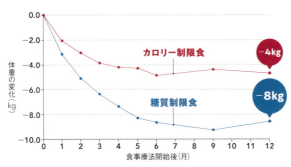

糖質制限食とカロリー制限食の減量効果の比較

出典／日本人肥満患者の食事療法における、糖質制限食とエネルギー制限食の1年間の減量効果の比較検討
前川 智, 日本肥満学会誌「肥満研究」Vol.23, No.1, P4, 2017

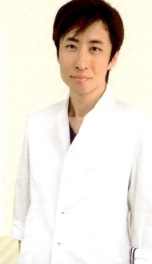

料理

Yuko IHARA

井原裕子

料理研究家

「料理は楽しく、かんたんに。あとはおいしく食べて、やせるだけ!」

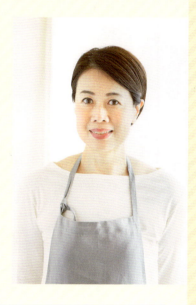

　ダイエットを長続きさせるには、毎日の食事が大事です。食いしん坊で食べることが大好きな私も、糖質オフダイエットで7kgやせました。そのときの体験をベースに、とにかくおいしくて、かんたん、ボリュームも満点なダイエット料理を研究しています。

　仕事で疲れて帰ってきて、料理を頑張れる時間は10分くらいですよね。むずかしいこと抜きで2品くらい作れれば満足。2品作るのが面倒なときは、1品でボリュームも栄養もカバーしたい。私自身の体験から、おすすめしたいレシピを紹介します。ムリして挫折するよりも、ゆるーく続けることがダイエット成功のカギです。

　本書がみなさんの一助となりますように。

**本書は「太っている人」のための本です。
生活に寄り添って「やせて健康な食事」をサポートします。**

- 本書は肥満傾向の人のダイエットを目的とした本です。やせ傾向の人を対象としていません。
- 個人で糖質制限をするとき、かかりつけの病院がある場合はそちらにも相談してください。
- ダイエットスポーツジムなど、医療機関以外で食事指導を受けている人も、病院で健康チェックを受けることをおすすめします。

太っていた自分にサヨナラ！
わたしたち糖質オフでやせた！

長野松代総合病院ダイエット科では糖質制限食によるダイエット入院や外来診療を行っています。前川医師の指導を受け、見事ダイエットに成功した方々の話をまとめました。

成功談 1

傳田明美さん
年齢：51才　身長：157cm

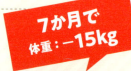
7か月で体重：−15kg

ジーンズとTシャツ。タイトな洋服が着られるように！

　看護師の仕事に就き、夜勤の休憩でお菓子をつまんだり、夜勤明けに"ラーメンとビール"という不規則な生活を続けていたら、学生の頃より15kgも太ってしまいました。太り過ぎからの坐骨神経痛で薬が手放せなくなり、健診の血液検査では「糖尿病予備軍」の診断が…。

　最初はご飯が食べられないなんて続けられるかな、と糖質オフに不安でしたが、やせてくるとうれしくて、ご飯なしにも慣れました。単に、炭水化物依存症だったのだと思います。「とりあえずビール」は「ずっとハイボール」に変わり、洋服は体型を隠すAラインのダボっとしたものから、Tシャツ&スキニーを着られるようになりました。目標はあと−3kg！現在もダイエット続行中です。

やせて改善！
- 坐骨神経痛が治った！
- 糖尿病予備群を解消！
- 肝機能の数値がよくなった！

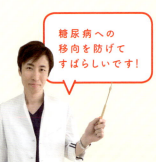

「糖尿病への移行を防げてすばらしいです！」

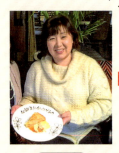
Before

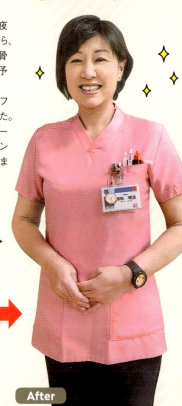
After

成功談 2

6か月で 体重：−40kg

土堂 進さん
年齢：44才
身長：183cm

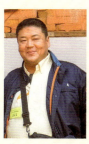
Before

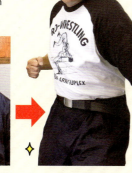
After

おいしいものたくさん食べられる 糖質オフは効果絶大！

子どものころから太っていて、20歳のときで100kg超え。毎食茶碗2杯のご飯が日常でした。
4年前のこと、太りすぎが原因で無呼吸症候群になり、2時間ごとしか眠れないようになってしまいました。加えて体が重さに耐えられず靭帯損傷。これは何とかしなければとダイエット入院を決意しました。結果はわずか1週間で−7kg。おいしいものをたくさん食べられて、やせられる、糖質オフダイエットの効果にびっくりです。
今ではご飯は1日1杯までを厳守。おやつを食べたときはご飯を抜くようにして、1日の中で糖質量の帳尻を合わせればよし、としています。

やせて改善！
・無呼吸症候群が治った！
・血圧が下がった！
・腎臓の数値がよくなった！

成功談 3

關 裕子さん
年齢：46才　身長：160cm

10か月で 体重：−20kg

ダイエット難民だった私が 行き着いたのが、糖質オフ！

トレーニングジムをはじめ、エステや補正下着など、ありとあらゆるダイエットに総額1千万円ほども投じましたが、どれも長続きしませんでした。そんなある日、長野松代総合病院のことを新聞記事で知り、受診することを決めました。
結果、1年間で20kgもやせられました。まわりの人からは「肩幅が狭くなったね」とか「後ろから見ると別人」などうれしい反響がありました。8年前の洋服も着られるようになったんです。
目標はあと−5kg。一生、糖質オフと仲よくつき合っていきます。

やせて改善！ ・腰痛が治った！

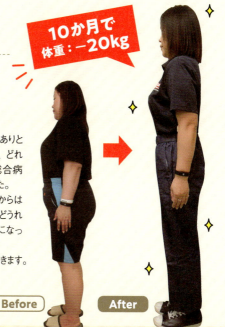
Before　After

つぎの成功者はあなたです。いますぐ始めましょう

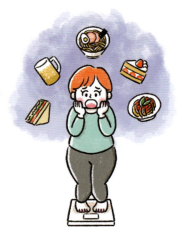

確実でかんたん！
糖質オフでやせる！

なぜ太るのか！？

わたしたちは体を維持し、身体活動を行うために必要なエネルギーを食事から摂取しています。この摂取量が必要量を上まわると、あまった分が脂肪として蓄えられます。簡単に言うと、必要以上に食べ過ぎるから太ってしまうのです。太っている人は、1日の栄養摂取量が必要量よりも必ずオーバーしています。ダイエットを始める前に、まずはBMIを出し、自分の状態を認識してください。BMIは体重と身長の関係から肥満度を表す体格指数。BMI 22が最も病気になりにくい適正体重と言われていて、25以上の人は健康のためにダイエットが必要です。BMI 22以下の人はダイエットをする必要がありません。

肥満度チェック！

BMI	体重(kg)	÷ 身長(m)	÷ 身長(m)	= BMI
●判定	18.5未満 ……… 低体重 18.5〜25未満 …… 普通体重	25〜30未満 …… 肥満(1度) 30〜35未満 …… 肥満(2度)	35〜40未満 …… 肥満(3度) 40以上 ………… 肥満(4度)	
適正体重	身長(m)	× 身長(m)	×22=	kg

「カロリーオフ」と「糖質オフ」

従来の太った人の食事療法はカロリー制限食が提唱されていました。それは、食材ひとつひとつのカロリーをすべて計算し、適正量に抑える方法です。これを毎食きちんと行うのはたいへん。また、ご飯のカロリーの割合が多いので、おかずの量を減らす必要があります。

一方、「糖質オフダイエット」で制限するのは、糖質量だけ。それ以外の制限はないので、たくさん食べることができます。

糖質オフでやせる仕組み

　糖質は、たんぱく質、脂質とともに三大栄養素として私たちに必要なエネルギー源です。エネルギーは糖質→脂肪→たんぱく質の順番で消費されます。
　ところが、現代の食生活の中では糖質をとり過ぎています。糖質はご飯や麺類などの穀物のほか、いも類や甘いものなどに多く含まれていて、とり過ぎた糖質は脂肪となって蓄積されるのです。その糖質を制限すると、糖質の代わりに脂肪を燃やしてエネルギーにします。これが糖質オフでやせる仕組みです。

炭水化物
食物繊維
糖質

糖質とは炭水化物のなかから食物繊維をぬいたもの。

カロリーオフの食事

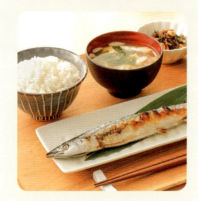

[1日の摂取量]
カロリー……… 1300〜1700kcal
たんぱく質… 50〜80g
脂質 ………… 30〜50g
糖質 ………… 160〜300g

- カロリー、脂質が少ない。
- ご飯でカロリーをとる分、おかずの量が少なめ。
- カロリー計算が大変。
- カロリーが高い脂質を控えるため、あっさりとした食事。
- アルコールも制限。

糖質オフの食事

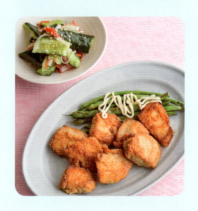

[1日の摂取量]
カロリー ……… 1500〜1800kcal
たんぱく質… 100〜140g
脂質 ………… 65〜90g
糖質 ………… 120g以下

- 糖質量を減らし、たんぱく質、脂質がメイン。
- 細かいカロリー計算が不要。
- ご飯を減らした分、たっぷりのおかずが食べらる。
- 揚げものも食べられる。
- 飲み過ぎなければアルコールOK。

ひと目でわかる！糖質オフの食材選び

注意！ 糖質が多い

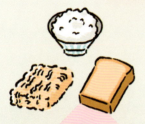

主食
ご飯、パン、麺類、餅は糖質が多い。
1日1食、昼食なら適量を食べてもよい。
すし、ラーメン、パスタ、菓子パンもさらに注意！

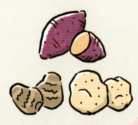

いも類
じゃがいも、さつまいも、
里いも、長いもなど。
極力控えて。

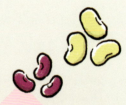

大豆以外の豆
大豆以外の豆あずき、
いんげん豆、
うずら豆などは糖質が多い。

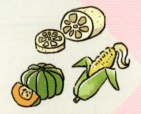

一部の根菜
れんこん、ごぼう、にんじんなどの根菜、
とうもろこし、かぼちゃなど甘い
野菜に注意。少量なら食べてもいいが、
メインなっているものは避けて。

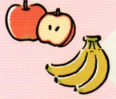

果物
果糖という糖質が多い。
1日の糖質摂取量は
10g以下を守り、
午前中にとること。

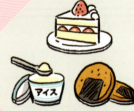

菓子
ケーキ、クッキー、おだんご、
せんべいなど洋・和菓子全般。
砂糖、粉類、米などで
作られているので糖質が多い。

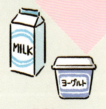

乳製品
牛乳、加糖ヨーグルトなど、
とり過ぎに注意。

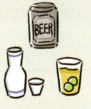

アルコール
ビール、日本酒、
梅酒などの果実酒はNG。

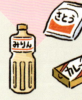

調味料、粉類
みりん、砂糖、小麦粉、片栗粉は
どれも糖質が多め。小麦粉を使った
お好み焼き、たこ焼き、ピザも要注意。

確実でかんたん！ **糖質オフでやせる！**

糖質オフは、とてもかんたんです。
糖質が多い食材と食品を控え、
糖質が少ない食材からきちんと栄養をとります。

ご飯などの主食、
甘い食材に要注意！

OK! 糖質が少ない

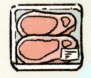

肉
鶏、豚、牛どれもOK。
低糖質で体を作るたんぱく質を多く含む。

魚介
白身魚、青背魚、いかなど、どれもOK。
低糖質でたんぱく質のほか、DHA、EPAなどを含む。

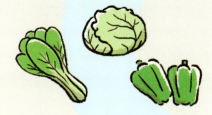

野菜
ビタミン、ミネラル、食物繊維などが豊富。
なかでも低糖質な葉菜は積極的に。

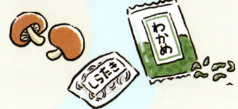

きのこ、こんにゃく、海藻
糖質が少なく、食物繊維が豊富。
ボリュームが出るのでおすすめ。

豆腐、卵、チーズ
どれも低糖質でたんぱく質が豊富。豆腐や厚揚げは
ご飯代わり、チーズは味つけや間食にもおすすめ。

調味料
塩、こしょうは糖質0。しょうゆ、酢、豆板醤、
バター、ポン酢しょうゆは糖質が低い。

やせる食事のとり方

らくらく実践！

糖質オフでやせるための効果的な食べ方に、難しいルールは一切ありません。たった5つのポイントを守るだけです。最初はちょっときつくても慣れてしまえば、日々の習慣としてすぐに身につきます。

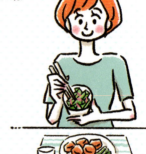

POINT 1
糖質量を守る

1日の糖質摂取量は120g以下が目安です。糖質が多いご飯はとりません。ご飯のカロリーを減らした分、ボリュームのあるおかずをおなかいっぱい食べることができるので、ストレスを感じることはないでしょう。どうしてもご飯を食べたい場合は、昼食に100g以下とします。

- ご飯100g（糖質36.8g）に相当するパンの量
  - 食パン 70g（糖質31.1g）
  - フランスパン 60g（糖質32.8g）
  - クロワッサン 80g（糖質33.6g）

POINT 2
野菜、きのこをたっぷり！

野菜やきのこ、海藻、こんにゃく類は、食物繊維がたっぷり。食物繊維は血糖値の上昇を防ぎ、脂肪の代謝を促したり、便秘を防ぐ働きがあります。食事のときは、まずこれらから食べると効果的です。満腹中枢を刺激し、どか食い防止にも役立ちます。

POINT 3
肉、魚は必ず！

肉、魚、卵、大豆製品に含まれるたんぱく質は筋肉や爪、髪の毛や血液、皮膚など私たちの体を作るもととなる大事な栄養素。ダイエット中などにたんぱく質がきちんととれていないと、筋肉は弱くなり、髪の毛もパサパサ、基礎代謝も落ちて太ってしまう原因になります。本書は、メインおかずがたんぱく質食材別に並んでいるので、ローテーションで食べれば栄養も偏りません。

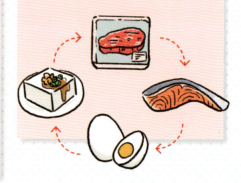

確実でかんたん！ **糖質オフでやせる！**

POINT 4
良質な脂質も大事！

糖質オフは、しっかりと脂質をとることもポイントです。脂質は細胞膜やホルモンの材料になり、ビタミンAやDの吸収を高めて、食事の満足感をアップさせる働きもあります。さばなどの青背魚に含まれるDHAやEPA、オリーブ油など、良質の脂質をとることが大切です。また、マーガリンやショートニングなど、トランス脂肪酸が多い食品は肥満になりやすいという研究結果があるので、避けましょう。

POINT 5
カロリーオーバーにも注意！

糖質オフダイエットは、糖質の量を制限すれば基本的には大丈夫。ただし、いくら食べてもよいとはいっても、必要以上にカロリーをとり過ぎては、やせにくくなってしまいます。また、糖質が少ないからといって脂肪の多い食材を食べすぎたり、ある食材ばかりに偏ってしまうのは、健康に影響が出ないとは言えません。なにごともほどほどに、バランスが大切です。

CHECK! 糖質オフダイエットの食事例

Part1で紹介した献立を3食組み合わせた食事例です。活発に動く午後は、食べたものが代謝されやすいので、100g以下ならご飯を食べてもOKです。

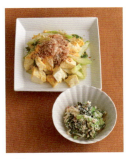
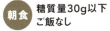
朝食　糖質量30g以下　ご飯なし

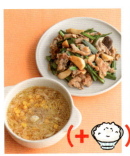
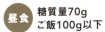
昼食　糖質量70g　ご飯100g以下

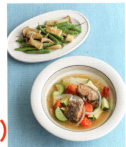
夕食　糖質量20g以下　ご飯なし

忙しい日も大丈夫！ 帰って10分でできるレシピのヒミツ

この本では、わずか10分で2品のおかずが作れるダイエット献立をメインにしています。忙しくても自炊が続く工夫がいっぱいです。

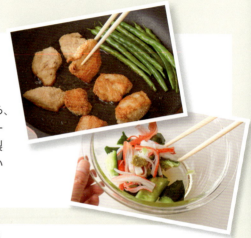

かんたん 1 　少ないおなじみ食材で作れる！

使う食材の種類が少ないから、下ごしらえも調理もスピーディーにできます。肉、魚介、大豆製品と、メインの食材別になっているので、選ぶのもラクチン。

 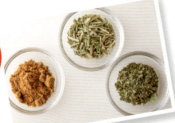

かんたん 2 　味つけもカンタン！

ひとつの料理で使う調味料は、できるだけ少なくしています。カレー粉、ドライハーブ、ナンプラー、トマトペーストを常備しておくと新しい味が楽しめます。

 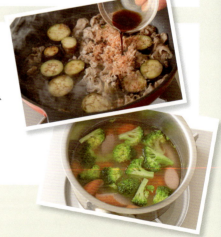

かんたん 3 　調理道具にまかせっぱ！

ひとつの料理で使う調理道具はひとつだけ！　フライパンで焼いて味つけ、鍋に材料を入れて煮るだけなど、調理道具にまかせっぱなしでOKです。

＊まれに料理を温めるのに、短時間電子レンジを使うことがあります。

確実でかんたん！ **糖質オフでやせる！**

かんたん 4 レンジを活用！

電子レンジは時短調理の味方。蒸したり煮たり、スープを作ったり、幅広く活用しています。調理の時間が大幅にカットされることはもちろん、チンの間手があくので別のことができます。ひとり暮らしなどで、ガスコンロがひとつしかなくても、安心です。

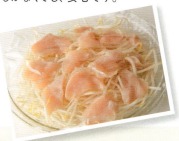

かんたん 5 考えなくても作れる！

どの献立も食材や味つけ、見た目などに変化をつけ、段取りまで考えてあります。もちろん糖質量も考えてありますから、計算の必要はありません。「どれとどれを食べようかな…」と考える面倒から解放され、そのまま作っておいしく食べるだけでいいのです。

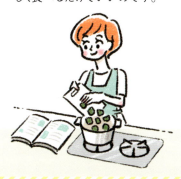

用途や気分で活用無限大！

Part 1
食材別10分2品のダイエット献立
▶P24〜91

帰宅してたったの10分で作れるダイエット献立。食材別メインおかず＋それによく合うサブおかずの2品構成。

Part 2
栄養、ボリューム満点 10分ワンディッシュ
▶P94〜113

低糖質麺を使ったパスタやラーメン、鍋料理や具だくさんスープなど、1品でも満足できる料理を紹介。

Part 3
あると便利！作りおきたんぱく質おかず
▶P124〜133

サラダチキンや牛すね肉やわらか煮、味つけ卵など、時間にゆとりのあるときに作っておくと重宝する、かんたんなたんぱく質のおかず。

使い切り野菜おかず
▶P114〜121

もやし1袋、ブロッコリー1株など低糖質の定番野菜を使い切って料理に。保存できるから、もう1品欲しいときに役立つ。

手作りの糖質オフおやつ
▶P134〜137

安心して食べられる低糖質の手作りのスイーツ。

意識するコトが大事！ やせる行動6か条

食事内容だけでなく、身につけてほしいやせるための行動です。

ダイエット効果がさらにアップしますよ！

その1
「時間だから」と食べなくていい

空腹ではないのに時間が来たから食事をとる、という考えをなくしましょう。胃の中をからっぽにしてから、食事をとることが大事です。食事は5～6時間はあけましょう。

その2
主食＝おかずと考える！

現在、ご飯が主食と言われているため、抜くことに抵抗を感じるかもしれません。しかし、体に必要な栄養素の重要度では、主食は現在副食と言われている「おかず」です。ご飯、パン、麺類こそ副食であり、嗜好品と考えましょう。

その3
よく噛んで食べる！

よく噛むと食事のペースが自然とゆっくりになり、早食いを防ぐ効果があります。3時間後のエネルギー消費量を比較すると、早く食べた場合は15kcal、ゆっくりの場合は30kcalという研究結果もあります。また、噛むことで脳の満腹中枢が刺激され、少量でも満足感が得られるようになります。噛む回数はひと口につき、30回が目標です。

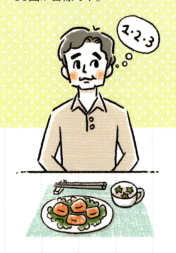

確実でかんたん！ **糖質オフでやせる！**

その4

毎日体重を
はかって
書きとめる！

体重の増減をきちんと知り、意識をすること。測定するのは1日のうち最も体重が軽い、朝起きてすぐがおすすめです。その日どんな行動をとったかなどを記録すると、なぜ体重が減ったかまた増えたかがわかります。92ページの体重記録シートをコピーして、毎日書き込みましょう。

その5

買いだめを
しない！

家に食べものがあると、空腹ではなくてもつい食べてしまいます。食べないためには、まず買わないこと。お菓子やカップ麺などを常備するのは、もってのほかです。

その6

糖質量に
敏感になる！

最近はほとんどの食品に栄養成分の表示がされています。スーパーマーケットやコンビニなどで市販の食品を買うときは、必ず含まれる糖質量を見てから選ぶようにしましょう。また、食品の糖質量を掲載している本を持ち歩けば、外出時に糖質量がチェックできて便利です。

市販の食品には、「糖類ゼロ」と表示されているものがありますが、糖質が0ということではありません。血糖値を急激に上げない甘味料を使っているものです。人体への影響がまだはっきりとしていないので、とり過ぎには注意しましょう。

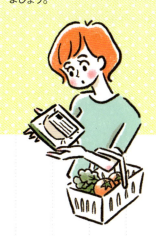

糖質オフダイエット Q&A

ガマンしない!

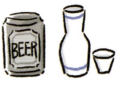

お酒を飲むとき、おやつのとり方、外食の仕方――。
糖質オフダイエットの素朴な疑問にお応えします。

Q お酒は飲んでいい?
A ウイスキーや焼酎などの蒸留酒、ワインならOK。

　糖質オフダイエットは、断酒の必要はありません。大事なのは選ぶ種類。ウイスキー、焼酎、ジン、ウォッカなどの蒸留酒は糖質0g、ワインも低糖質なので安心です。

　糖質が多いお酒のビール、日本酒、果実酒などは避けましょう。また、いっしょに食べるおつまみのチョイスにも気をつけて。糖質の多い揚げもの、粉もの、ご飯ものはNG。

　枝豆や冷ややっこ、焼きとりの塩味なら糖質が少なめで安心です。

OK!

ウイスキー
[糖質 0]
ハイボール、水割り、ロックなど好みの飲み方で。

焼酎
[糖質 0]
レモンサワー、ウーロンハイ、お湯割りなどで。缶チューハイは、砂糖が入っているものがあるので注意。

辛口ワイン
[100ml 1.5~2.0g]
辛口赤ワインは100mlで糖質1.5g。辛口白ワインは同量で2.0g。飲み過ぎには注意を。

NG!

ビール
[350ml 糖質 10.5g]
どうしてもビールが飲みたくなったら、糖質がカットされたものを。

日本酒
[180ml 糖質 6.6g]
米が主原料なので、糖質が高い。

梅酒
[60ml 糖質 13.1g]
砂糖が多く含まれているので、かなり糖質が高い。

確実でかんたん！ **糖質オフでやせる！**

Q おやつはどんなものを食べたらいいの？

A チーズ、昆布、あたりめなどがおすすめです。

　食事と食事の間を5〜6時間ほどあけ、空腹になってから食事をとるのがダイエットの基本です。なので、おやつはとらないに超したことはありません。

　ただ、食事と食事の間があき過ぎると、どか食いの原因になってしまうので、そんなときはつなぎ食として間食をとってもよいでしょう。低糖質のチーズや酢昆布、あたりめ、ナッツ類などが手に入りやすくおすすめです。ただし、ナッツ類は歯ごたえがよく、止まらなくなる危険があるので、どれかを選ぶならチーズを。

　また市販の低糖質のクッキーやスナック類などを活用するのもいいでしょう。パッケージに表示されている糖質量を必ずチェックして買い求めてください。

　本書で紹介している「手作りの糖質オフおやつ」(→P134) も参考に。自分で作るおやつは、気分をリフレッシュする効果も得られます。

Q 昼食はほとんど外食です。何を食べたらいい？

A おかずが単品で選べるものにしましょう。

　定食などご飯がセットになっているものに「ご飯なしで」とオーダーするのは、なかなか難しいもの。最初からおかずが単品でチョイスできるのがおすすめです。

　たとえばファミレスなら「チキンソテー」や「ステーキ」と「たっぷり野菜のサラダ」。高糖質のフライドポテトやポテトサラダはNGです。中華料理店なら「肉野菜炒め」や「にらレバ」と「わかめスープ」など。砂糖を使った高糖質の酢豚や回鍋肉は避けてください。

　低糖質のものがチョイスできるコンビニもおすすめです。サラダチキンやさば缶などのたんぱく質おかずに、野菜サラダや野菜の煮ものを添えて。おにぎりも1個までならOKです。また、おでんの卵、大根、こんにゃく、つくねは糖質が低め。じゃがいも、餅巾着はNG。

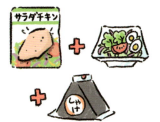

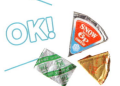

チーズ
[30g・糖質 0.3g]

酢昆布
[15g・糖質 2.3g]

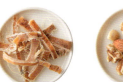

あたりめ
[10g・糖質 0.1g]

ミックスナッツ
[10g・糖質約1.9g]

朝食はどうする？

この本で紹介したレシピを作って食べるのがおすすめです。だけど、「時間がない」「面倒」というときは、[目玉焼きや豆腐でたんぱく質]＋[サラダなどで食物繊維]を意識してとるようにすればOKです。

Contents

- 2 Message
- 4 わたしたち糖質オフでやせた！

確実でかんたん！ 糖質オフでやせる！

- 6 糖質オフでやせる！
  なぜ太るのか!?
  「カロリーオフ」と「糖質オフ」
  糖質オフでやせる仕組み
- 8 糖質オフの食材選び
- 10 やせる食事のとり方
- 12 帰って10分でできるレシピのヒミツ
- 14 やせる行動6か条
- 16 糖質オフダイエットQ＆A

- 22 本書の見方

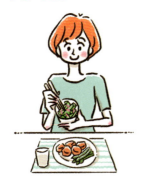

Part1 食材別 10分2品のダイエット献立

鶏 肉

- 24 ローカーボから揚げ献立
- 26 チーズダッカルビ献立
- 28 鶏肉のしょうが焼き献立
- 30 アジアンチキン蒸し献立
- 32 ペッパーチキンソテー献立
- 34 トマチキグラタン献立
- 36 タイ風テリヤキ献立
- 38 鶏肉のガーリック炒め献立
- 40 豆乳チキンシチュー献立
- 42 早うまチキンカレー献立
- 44 鶏肉となすのうま辛炒め献立

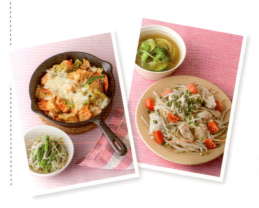

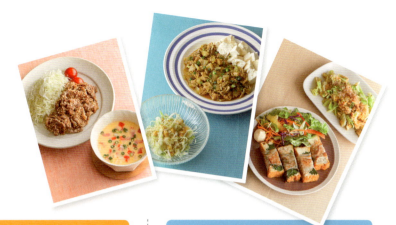

豚　肉

- 46　豚こまスタミナ炒め献立
- 48　豚肉と白菜のレンチン献立
- 50　楽うまポークトマト煮献立
- 52　豚こまのごまマヨ焼き献立
- 54　豚肉となすのおかか煮献立
- 56　豚肉のみそマヨソテー献立
- 58　豚しゃぶ香味だれ献立
- 60　油揚げレンジギョーザ献立

牛　肉

- 62　牛肉の梅ポン炒め献立
- 64　牛ボールのアヒージョ献立
- 66　牛肉のすき煮献立
- 68　こねないハンバーグ献立

魚　介

- 70　鮭の粒マスタードソテー献立
- 72　めかじきのピリ辛炒め献立
- 74　いかのスパイシー炒め献立
- 76　さば缶アクアパッツァ献立
- 78　さば缶キーマカレー献立
- 80　さば缶の野菜炒め献立

大　豆　製　品

- 82　とろとろマーボー献立
- 84　セロリチャンプルー献立
- 86　厚揚げのキムチ煮献立
- 88　厚揚げの肉巻き献立
- 90　厚揚げのラザニア風献立

- 92　体重記録シート

Contents

Part2
栄養、ボリューム満点 10分ワンディッシュ

- 94 ソーセージのカルボナーラ
- 97 チキンとキャベツのトマトパスタ
- 98 バターじょうゆきのこパスタ
- 99 サーモンのクリームパスタ
- 100 本格激うましょうゆラーメン
- 103 ひき肉となすのピリ辛担々麺
- 104 ボリューム肉うどん
- 105 ポン酢焼きそば
- 106 ふわふわ豆腐お好み焼き
- 107 チー玉生地のワザありピザ
- 108 たらと豆腐のイタリアン鍋
- 110 豚肉の塩バター豆乳鍋
- 111 豆腐と野菜のカマンベールチーズ鍋
- 112 サンラータン麺
- 113 食べるユッケジャンスープ

まとめて調理→ストックで、いつでも＋1品
使い切り野菜おかず

もやし1袋で
- 114 もやしのピリ辛ナムル／もやしと桜えびの塩炒め
- 115 もやしと厚揚げの甘辛煮／もやしとハムのスープ煮

ブロッコリー1株で
- 116 ブロッコリーのハーブチーズあえ／ブロッコリーとかにかまのめんつゆびたし
- 117 ブロッコリーのピリ辛アンチョビ炒め／ブロッコリーのごまマヨあえ

キャベツ1/2個で
- 118 キャベツとベーコンのふわふわ卵焼き／キャベツと油揚げのしょうが煮
- 119 キャベツとしめじのカレー炒め／キャベツの和風コールスロー

ほうれん草1束で
- 120 ほうれん草とツナのクリーム煮／ほうれん草とチーズの洋風ナムル
- 121 ほうれん草とコーンのバターじょうゆ／ほうれん草とえのきのめんつゆおひたし

122 糖質オフダイエットQ&A

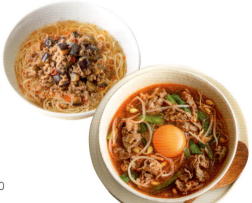

Part3
あると便利！作りおきたんぱく質おかず

サラダチキン
- 124 プレーン
  サラダチキンともやしの中華サラダ
- 126 ピリ辛しょうゆ／ハーブ&スパイス
- 127 バジルトマト／ガーリックカレー

牛すね肉やわらか煮
- 128 塩
- 129 しょうゆ／カレー

手羽元のこくうま煮
- 130 甘辛じょうゆ
- 131 ごまみそ／黒酢

味つけ卵
- 132 ピリ辛しょうゆ
- 133 しょうがみそ／ナンプラーごま油

安心！おいしい！
手作りの糖質オフおやつ
- 134 黒ごまのブラマンジェ
- 135 おからブラウニー／ミックスベリーのヨーグルトジェラート
- 136 レアチーズケーキ
- 137 おからの蒸しパン／生チョコ

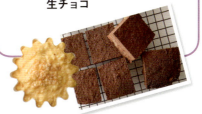

- 138 **食材・食品別糖質量&栄養価**
- 146 **材料別料理さくいん**

本書のきまりごと
- 材料に記した分量（g）は正味です。野菜は皮をむく、種を取るなど下ごしらえをしたあとの分量です。
- しょうゆは濃口しょうゆ、塩は自然塩、バターは食塩使用のものを使っています。
- 小さじ1は5ml、大さじ1は15ml、1カップは200mlです。
- 電子レンジの加熱時間は600Wを基準にしています。機種や気候により、多少異なります。
- 冷蔵、冷凍の保存期間は目安です。ご家庭の保存状態で多少異なります。食べるときに必ずおかずの状態を確認してください。
- エネルギーなどの栄養成分値の大部分は、文部科学省「日本食品標準成分表2015年版（七訂）」の数値をもとに算出したものです。一部の食品については、パッケージに記載されている数値や、メーカーのホームページに掲載されている数値をもとに算出しています。

本書の見方

おいしい、ヘルシーな2品が10分で完成します

メインとサブのおかず2品を作って食べるだけでかんたんに糖質オフダイエットができる献立です。「忙しい」「料理が苦手」「献立の組み立て方がわからない」という人でも、これなら、らくらく。たったの10分で栄養バランスのとれた献立ができあがります。

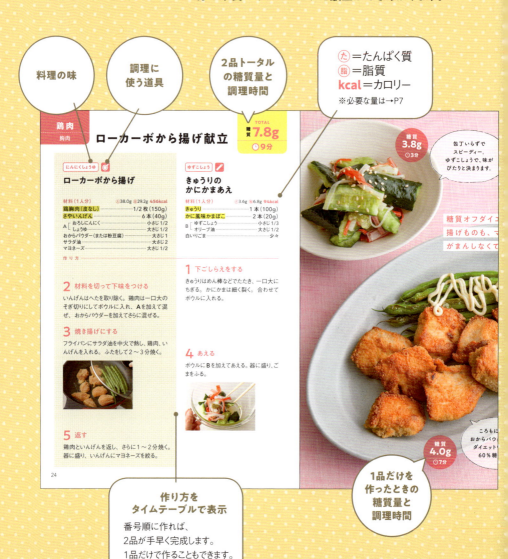

- 料理の味
- 調理に使う道具
- 2品トータルの糖質量と調理時間
- た=たんぱく質
- 脂=脂質
- kcal=カロリー
  ※必要な量は→P7
- 作り方をタイムテーブルで表示
  番号順に作れば、2品が手早く完成します。1品だけで作ることもできます。
- 1品だけを作ったときの糖質量と調理時間

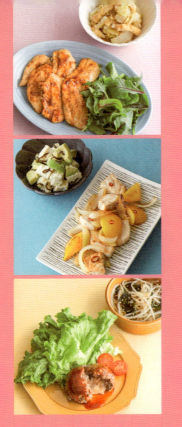

Part 1

食材別 10分2品の ダイエット献立

「とにかくかんたんで作りやすい!」
「おいしくてボリューム満点!」
欲張りな献立をお届けします!
メイン+サブの2品の料理がたったの
10分で作れて、どの献立も糖質は20g以下。
メイン料理の食材別に紹介しているので、
食べたい食材や、
冷蔵庫にある食材からららくらく選べます。
あとは作って食べてやせるだけ!
楽しくダイエットを続けましょう!

鶏肉 胸肉

ローカーボから揚げ献立

TOTAL 糖質 **7.8g**
⏱ **9分**

にんにくしょうゆ

ローカーボから揚げ

材料（1人分）　た38.0g 脂29.2g **456kcal**

- 鶏胸肉（皮なし）……………… 1/2枚（150g）
- さやいんげん ………………………… 6本（40g）
- A ┌ おろしにんにく …………………… 小さじ1/2
  └ しょうゆ ……………………………… 大さじ1/2
- おからパウダー（または粉豆腐）………… 大さじ1
- サラダ油 ……………………………………… 大さじ2
- マヨネーズ …………………………………… 大さじ1/2

作り方

2 材料を切って下味をつける
いんげんはへたを取り除く。鶏肉は一口大のそぎ切りにしてボウルに入れ、Aを加えて混ぜ、おからパウダーを加えてさらに混ぜる。

3 焼き揚げにする
フライパンにサラダ油を中火で熱し、鶏肉、いんげんを入れる。ふたをして2～3分焼く。

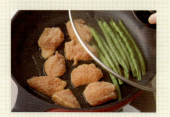

5 返す
鶏肉といんげんを返し、さらに1～2分焼く。器に盛り、いんげんにマヨネーズを絞る。

ゆずこしょう

きゅうりの かにかまあえ

材料（1人分）　た3.6g 脂6.8g **94kcal**

- きゅうり …………………………………… 1本（100g）
- かに風味かまぼこ ………………………… 2本（20g）
- B ┌ ゆずこしょう ……………………… 小さじ1/3
  └ オリーブ油 ………………………… 大さじ1/2
- 白いりごま ……………………………………………… 少々

1 下ごしらえをする
きゅうりはめん棒などでたたき、一口大にちぎる。かにかまは細く裂く。合わせてボウルに入れる。

4 あえる
ボウルにBを加えてあえる。器に盛り、ごまをふる。

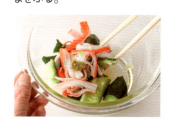

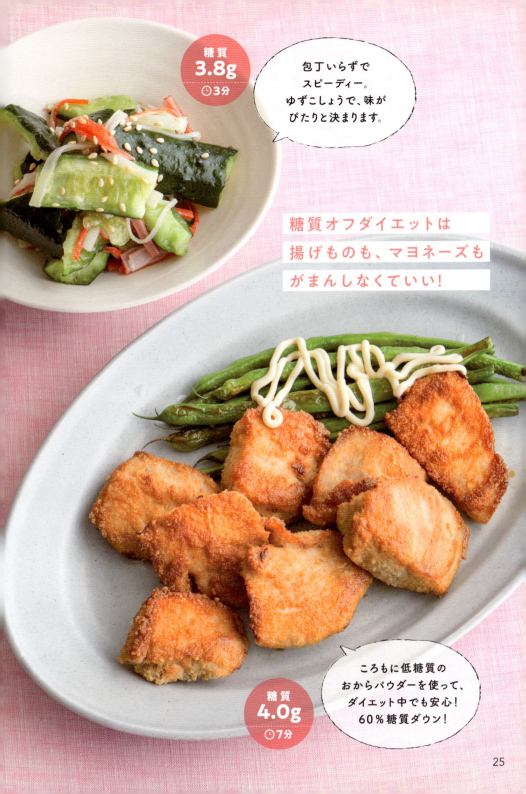

糖質
3.8g
3分

包丁いらずで
スピーディー。
ゆずこしょうで、味が
ぴたりと決まります。

糖質オフダイエットは
揚げものも、マヨネーズも
がまんしなくていい!

ころもに低糖質の
おからパウダーを使って、
ダイエット中でも安心!
60％糖質ダウン!

糖質
4.0g
7分

鶏肉 胸肉

チーズダッカルビ献立

TOTAL 糖質 10.2g ⏱10分

キムチチーズ
チーズダッカルビ

材料（1人分） た45.7g 脂17.0g **397kcal**

- 鶏胸肉（皮なし）……1/2枚（150g）
- キャベツ……2枚（100g）
- 長ねぎ……10cm（30g）
- 白菜キムチ……50g
- ピザ用チーズ……30g
- おろしにんにく……小さじ1/3
- ごま油……大さじ1/2
- A ┌ 水……1/2カップ
　　└ しょうゆ……大さじ1/2

作り方

2 材料を切る
キャベツは3cm角、長ねぎは1cm幅の斜め切りにする。鶏肉は一口大のそぎ切りにする。

4 炒めて蒸し煮にする
フライパンにごま油を中火で熱し、鶏肉、にんにくを入れて炒める。鶏肉の色が変わったら、キャベツ、長ねぎ、Aを加える。煮立ったらキムチをのせて弱火にし、ふたをして2分ほど煮る。

5 チーズをのせる
全体を混ぜ、火を止めてチーズを散らし、ふたをして2分ほどおく。

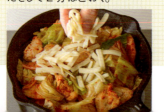

ごま油塩
もやしと小松菜のナムル

材料（1人分） た4.5g 脂7.6g **100kcal**

- もやし……1/2袋（100g）
- 小松菜……1/4束（50g）
- B ┌ 水……大さじ1
　　├ ごま油……大さじ1/2
　　├ 塩……小さじ1/4
　　└ こしょう……少々

1 もやしを洗い、小松菜を切る
もやしはざるに入れて水洗いをし、水けをきる。小松菜は4cm幅に切る。

3 電子レンジで加熱する
耐熱ボウルにBを入れ、もやし、小松菜を加えてふんわりとラップをかぶせ、電子レンジで3分ほど加熱し、全体を混ぜる。

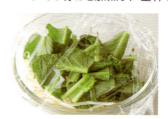

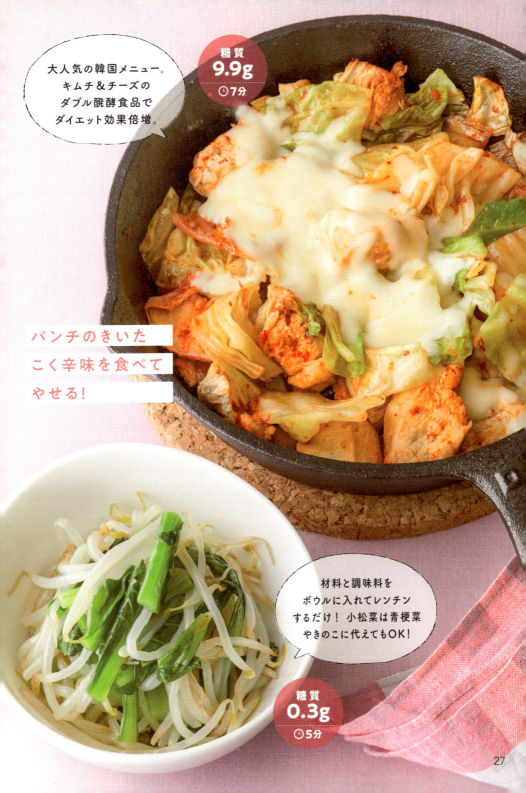

大人気の韓国メニュー。キムチ&チーズのダブル発酵食品でダイエット効果倍増。

糖質 9.9g
🕐 7分

パンチのきいた
こく辛味を食べて
やせる！

材料と調味料をボウルに入れてレンチンするだけ！小松菜は青梗菜やきのこに代えてもOK！

糖質 0.3g
🕐 5分

鶏肉	
胸肉	

鶏肉のしょうが焼き献立

TOTAL
糖質 **7.9g**
⏱ 9分

しょうがしょうゆ
鶏肉のしょうが焼き

材料（1人分） た37.8g 脂9.1g **265kcal**

- 鶏胸肉（皮なし）……………1/2枚（150g）
- 豆苗……………………1/2パック（50g）
- サラダ油………………………大さじ1/2
- 片栗粉…………………………小さじ1/2
- A
  - おろししょうが………………小さじ1
  - 酒………………………………大さじ1/2
  - しょうゆ………………………大さじ2/3

作り方

1 材料を切る

豆苗は根元を切り落とし、長さを半分に切って器に盛る。鶏肉は7mm幅のそぎ切りにする。

3 焼く

フライパンにサラダ油を中火で熱し、鶏肉を入れて片栗粉小さじ1/4をふり、2～3分焼く。返してさらに2分ほど焼く。

5 調味する

鶏肉に片栗粉小さじ1/4をふって**A**を加え、全体にからめて豆苗にのせる。

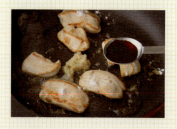

キムチ
オクラとキムチのとろ辛スープ

材料（1人分） た2.6g 脂0.2g **38kcal**

- オクラ……………………………3本（30g）
- 白菜キムチ………………………………50g
- 万能ねぎ（小口切り）……………大さじ1
- B
  - 水………………………………3/4カップ
  - しょうゆ………………………小さじ1

2 材料を切る

オクラはへたを切り落として7mm幅に切り、耐熱の器に入れる。

4 電子レンジで加熱する

耐熱の器にキムチ、万能ねぎ、**B**を加えて混ぜ、ラップをふんわりとかぶせて電子レンジで2～2分30秒加熱する。

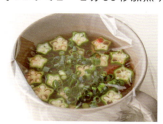

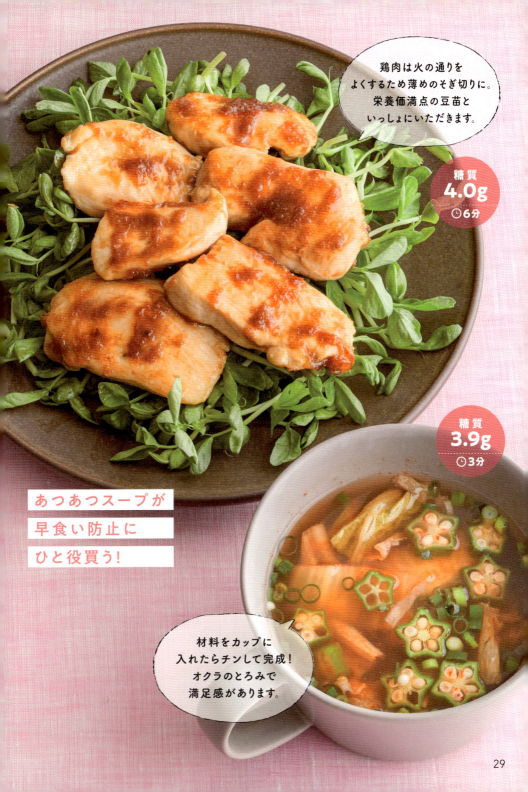

鶏肉は火の通りをよくするため薄めのそぎ切りに。栄養価満点の豆苗といっしょにいただきます。

糖質 4.0g
6分

糖質 3.9g
3分

あつあつスープが早食い防止にひと役買う!

材料をカップに入れたらチンして完成!オクラのとろみで満足感があります。

鶏肉 胸肉

アジアンチキン蒸し献立

TOTAL 糖質 **9.2g**
⏱ 10分

ナンプラーごま油
アジアンチキン蒸し

材料(1人分) た44.4g 脂18.0g **395kcal**

- 鶏胸肉(皮なし)……………1/2枚(150g)
- もやし……………………………1袋(200g)
- プチトマト……………………2個(20g)
- 酒………………………………………大さじ1
- A [ナンプラー、ごま油、レモン汁……各大さじ1
   こしょう…………………………………少々]
- 粗びき黒こしょう………………………少々
- 万能ねぎ(小口切り)……………大さじ1/2

作り方

2 もやしを洗い、材料を切る

もやしはざるに入れて水洗いをし、水けをきって耐熱皿に広げる。鶏肉は一口大のそぎ切りにし、重ならないようにもやしの上に広げて酒をふる。プチトマトはへたを取り除き、縦4等分に切る。

3 電子レンジで加熱する

耐熱皿にふんわりとラップをかぶせ、電子レンジで4分ほど加熱する、ラップをかぶせたまま2分ほどおく。

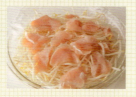

5 仕上げる

器にもやし、鶏肉を盛り、混ぜたAをかける。プチトマト、万能ねぎを散らし、粗びき黒こしょうをふる。

カレー
ブロッコリーの カレースープ

材料(1人分) た2.3g 脂0.5g **41kcal**

- ブロッコリー……………1/6株(40g)
- 玉ねぎ……………………1/4個(50g)
- B [水……………………………1カップ
    カレー粉……………………小さじ1
    洋風スープのもと(顆粒)……小さじ1/2
    塩……………………………小さじ1/3]

1 材料を切る

ブロッコリーは小房に切り分け、大きなものはさらに縦半分に切る。玉ねぎは縦に薄切りにする。合わせて鍋に入れる。

4 煮る

鍋にBを加えて中火にかける。煮立ったら弱火にし、ふたをして2分ほど煮る。

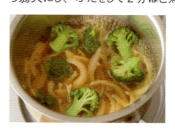

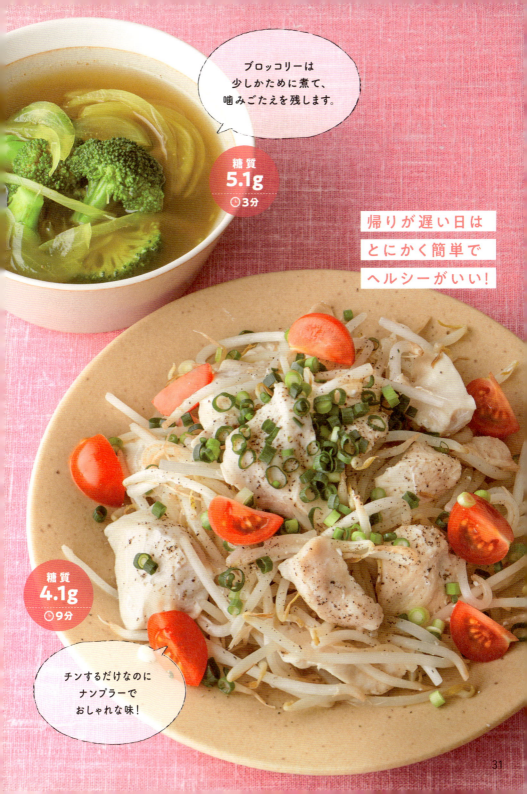

ブロッコリーは少しかために煮て、噛みごたえを残します。

糖質 5.1g
3分

帰りが遅い日はとにかく簡単でヘルシーがいい!

糖質 4.1g
9分

チンするだけなのにナンプラーでおしゃれな味!

鶏肉
胸肉

ペッパーチキンソテー献立

TOTAL 糖質 **2.8g**
⏱ 8分

クミン塩

ペッパーチキンソテー

材料（1人分） た31.6g 脂22.8g **354kcal**

鶏胸肉（皮なし）	小1/2枚（100g）
ズッキーニ	1本（100g）
卵	1個
塩	少々
マヨネーズ	大さじ1
オリーブ油	大さじ1/2
A 塩	小さじ1/3
こしょう、クミンパウダー	各少々

作り方

2 材料を切る

ズッキーニは7mm幅に切る。鶏肉は2〜3cm角に切る。

4 卵を焼く

ボウルに卵を溶き、塩をふる。フライパンにマヨネーズを中火で溶かし、卵を流し入れる。菜箸で全体を大きく混ぜ、半熟状になったら取り出す。

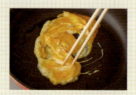

5 焼く

フライパンにオリーブ油を熱し、鶏肉、ズッキーニを入れて2分ほど焼く。返してさらに2分ほど焼き、**A**をふる。器に盛り、卵を添える。

チーズ

マッシュルームのチーズサラダ

材料（1人分） た4.1g 脂6.0g **72kcal**

マッシュルーム	5個（50g）
B 粉チーズ	大さじ1
塩、粗びき黒こしょう	各少々
オリーブ油	小さじ1

1 材料を切る

マッシュルームは縦に5mm幅に切り、器に入れる。

3 仕上げる

マッシュルームに**B**を順にかける。

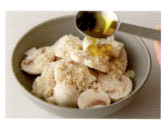

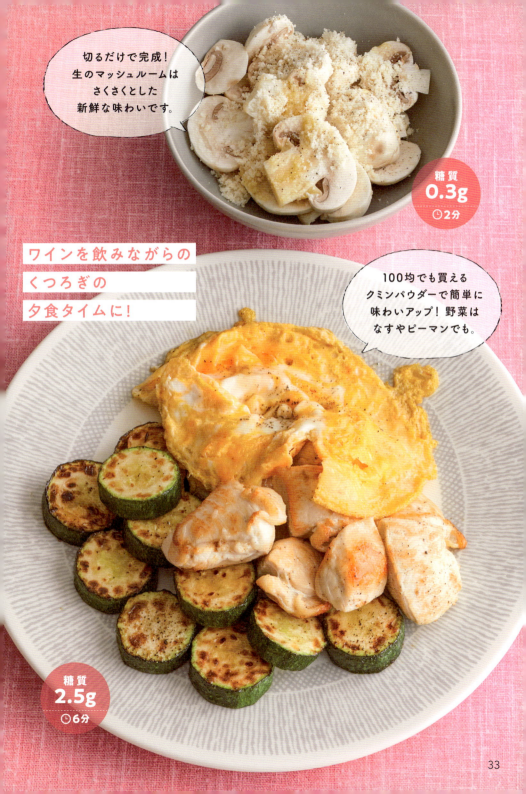

切るだけで完成!
生のマッシュルームは
さくさくとした
新鮮な味わいです。

糖質 0.3g
2分

ワインを飲みながらの
くつろぎの
夕食タイムに!

100均でも買える
クミンパウダーで簡単に
味わいアップ!野菜は
なすやピーマンでも。

糖質 2.5g
6分

| 鶏肉 ささ身 | # トマチキグラタン献立 | TOTAL 糖質 **6.8g** ⏱10分 |

トマチキグラタン
トマトチーズ

材料（1人分） 🅟43.7g 🅢15.4g **351kcal**

鶏ささ身（筋なし）	3本（150g）
しめじ	1/2パック（50g）
パプリカ（黄）	1/4個（40g）
ピザ用チーズ	30g
A トマトペースト	大さじ1
オリーブ油	大さじ1/2
塩	小さじ1/3
こしょう	少々

作り方

2 材料を切る
しめじは石づきを切り落としてほぐす。パプリカは縦半分、横半分に切る。ささ身は2cm幅に切る。合わせて耐熱ボウルに入れる。

3 電子レンジで加熱する
耐熱ボウルにAを加えてよく混ぜる。ふんわりとラップをかぶせて電子レンジで3分ほど加熱する。

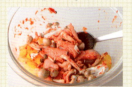

5 チーズを散らして焼く
耐熱容器に調味した具を入れ、ピザ用チーズを散らす。チーズが溶けるまでオーブントースターで3分ほど焼く。

小松菜とベーコンのスープ
塩

材料（1人分） 🅟5.1g 🅢13.8g **148kcal**

小松菜	1/5束（40g）
ベーコン	1枚（35g）
B 水	3/4カップ
塩	ひとつまみ
こしょう	少々

1 材料を切る
小松菜は2cm幅に切る。ベーコンは7mm幅に切る。

4 煮る
鍋にベーコン、Bを入れて中火にかける。煮立ったら小松菜を加え、ときどき混ぜながら1分ほど煮る。

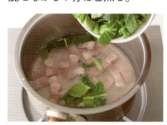

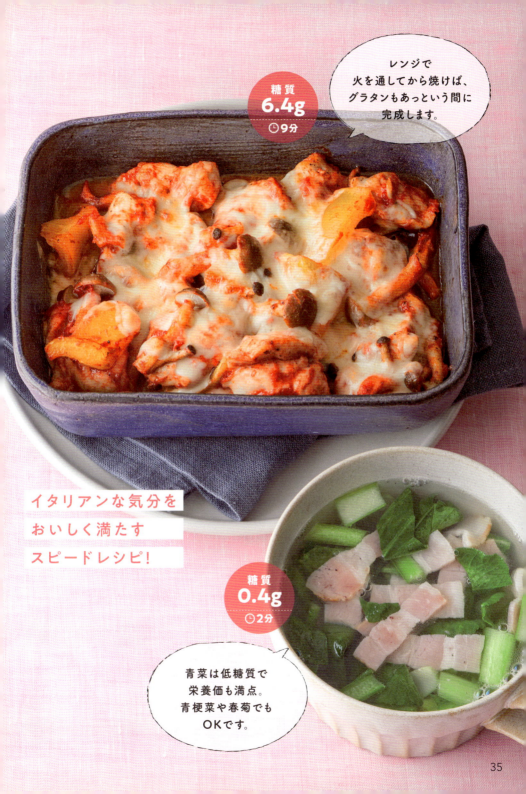

糖質 **6.4g**
⏱9分

レンジで火を通してから焼けば、グラタンもあっという間に完成します。

イタリアンな気分を
おいしく満たす
スピードレシピ！

糖質 **0.4g**
⏱2分

青菜は低糖質で
栄養価も満点。
青梗菜や春菊でも
OKです。

鶏肉 ささ身

タイ風テリヤキ献立

TOTAL 糖質 8.3g ⏱9分

ナンプラーごま油

タイ風テリヤキ

材料（1人分）　た36.3g 飯7.3g **248kcal**

- 鶏ささ身（筋なし） ……… 3本（150g）
- ベビーリーフ ……………………… 20g
- 塩、粗びき黒こしょう ………… 各少々
- 片栗粉 …………………………… 小さじ1/2
- ごま油 …………………………… 大さじ1/2
- A ┌ おろしにんにく ……………… 小さじ1/3
  │ ナンプラー …………………… 大さじ1/2
  └ しょうゆ、みりん …………… 各小さじ1

作り方

2 ささ身を切ってたたく
ささ身は縦半分に切り、手でたたいてのばす。塩、粗びき黒こしょうをふり、片栗粉をまぶしつける。

3 焼く
フライパンにごま油を中火で熱し、ささ身を入れて2分ほど焼く。

5 調味する
ささ身を返してさらに1分ほど焼き、Aを加えて全体にからめる。器に盛ってベビーリーフを添える。

ごましょうゆ

油揚げと白菜のレンチンごまあえ

材料（1人分）　16.7g 24.0g **303kcal**

- 油揚げ …………………………… 1/2枚（60g）
- 白菜 ……………………………… 120g
- B ┌ 白すりごま …………………… 大さじ1
  └ しょうゆ …………………… 小さじ1

1 材料を切る
白菜は縦に2～3等分に切り、1cm幅に切る。油揚げは縦半分に切り、1cm幅に切る。合わせて、耐熱ボウルに入れる。

4 加熱する
耐熱ボウルに水大さじ1（分量外）をふる。ふんわりとラップをかぶせて電子レンジで3分加熱する。

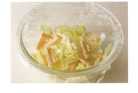

6 調味する
耐熱ボウルにBを加えてあえる。

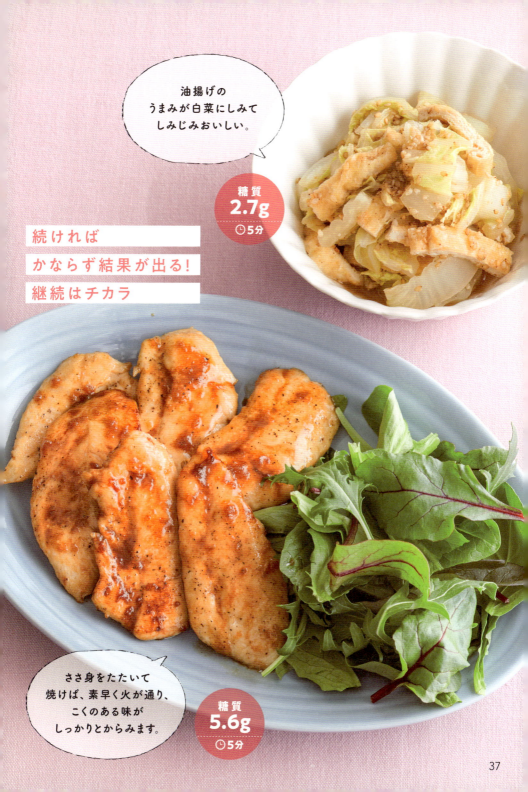

油揚げの
うまみが白菜にしみて
しみじみおいしい。

糖質
2.7g
5分

続ければ
かならず結果が出る!
継続はチカラ

ささ身をたたいて
焼けば、素早く火が通り、
こくのある味が
しっかりとからみます。

糖質
5.6g
5分

鶏肉のガーリック炒め献立

鶏肉 / もも肉

TOTAL 糖質 **4.6g**
⏱ **10分**

にんにくハーブ
鶏肉のガーリック炒め

材料（1人分）　た22.1g　脂29.6g　**375kcal**

- 鶏もも肉 ……………………… 1/2枚（120g）
- まいたけ ……………………… 1パック（100g）
- オリーブ油 …………………… 大さじ1
- A
  - おろしにんにく …………… 小さじ1/3
  - ローズマリー（乾燥） ……… 少々
  - 塩 …………………………… 小さじ1/3
  - こしょう …………………… 少々

作り方

2 材料を切る
まいたけはほぐす。鶏肉は3〜4cm角に切る。

3 焼く
フライパンにオリーブ油を中火で熱し、鶏肉の皮めを下にして入れる。フライパンのあいているところにまいたけを入れて2〜3分焼く。

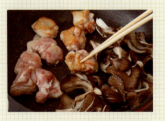

5 仕上げる
返してさらに2分ほど焼き、全体にAをふる。

しょうゆ
キャベツと落とし卵のスープ

材料（1人分）　た7.9g　脂5.8g　**100kcal**

- キャベツ ……………………… 小1枚（40g）
- 卵 ……………………………… 1個
- B
  - 水 …………………………… 3/4カップ
  - 鶏ガラスープのもと（顆粒） … 小さじ1/2
  - しょうゆ …………………… 小さじ1
  - こしょう …………………… 少々

1 キャベツを切る
キャベツは2〜3cm角に切り、耐熱の器に入れる。

4 電子レンジで加熱する
耐熱の器にBを加え、卵を割り入れて卵黄を竹串で刺して穴をあける。ふんわりとラップをかぶせ、電子レンジで2分30秒〜3分加熱する。

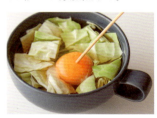

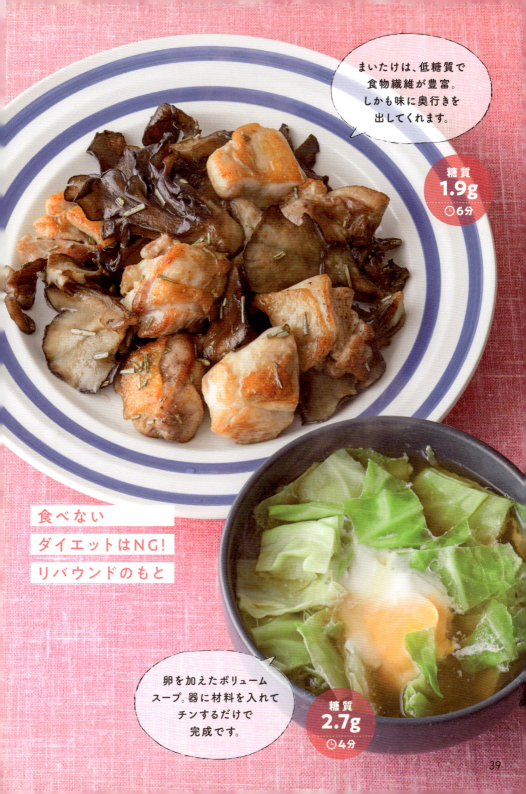

鶏肉 もも肉
豆乳チキンシチュー献立

TOTAL 糖質 10.5g
⏱ 9分

豆乳塩バター
豆乳チキンシチュー

材料（1人分） 糖30.7g 脂42.9g **581kcal**

鶏もも肉	1/2枚（120g）
青梗菜	1株（140g）
しめじ	1/2パック（50g）
オリーブ油	小さじ1
A おから（生）	50g
バター	20g
豆乳	3/4カップ
塩	小さじ1/3
こしょう	少々

作り方

2 材料を切る
青梗菜は縦半分に切り、2cm幅に切る。根元はさらに縦半分に切る。しめじは石づきを切り落としてほぐす。鶏肉は3cm角に切る。

3 炒めて蒸し焼きにする
フライパンにオリーブ油を中火で熱し、鶏肉、しめじを入れて炒める。鶏肉の色が変わったら青梗菜を加えて炒め合わせる。全体に油が回ったら水大さじ2（分量外）を加え、ふたをして2分ほど蒸し焼きにする。

5 調味する
フライパンにAを加え、煮立たせないように注意しながら、混ぜて温める。

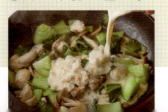

オリーブ油塩
トマト温奴

材料（1人分） 糖7.0g 脂10.2g **137kcal**

プチトマト	3個（30g）
木綿豆腐	1/3丁（100g）
B オリーブ油	大さじ1/2
塩	小さじ1/4
こしょう	少々

1 プチトマトを切って調味する
プチトマトはへたを取り除き、縦に四つ割りにし、さらに半分に切る。ボウルに入れ、Bを加えて混ぜる。

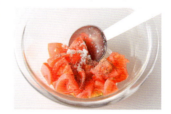

4 豆腐を電子レンジで加熱する
耐熱皿に豆腐をのせ、ラップをかぶせずに電子レンジで1～2分加熱し、プチトマトをかける。

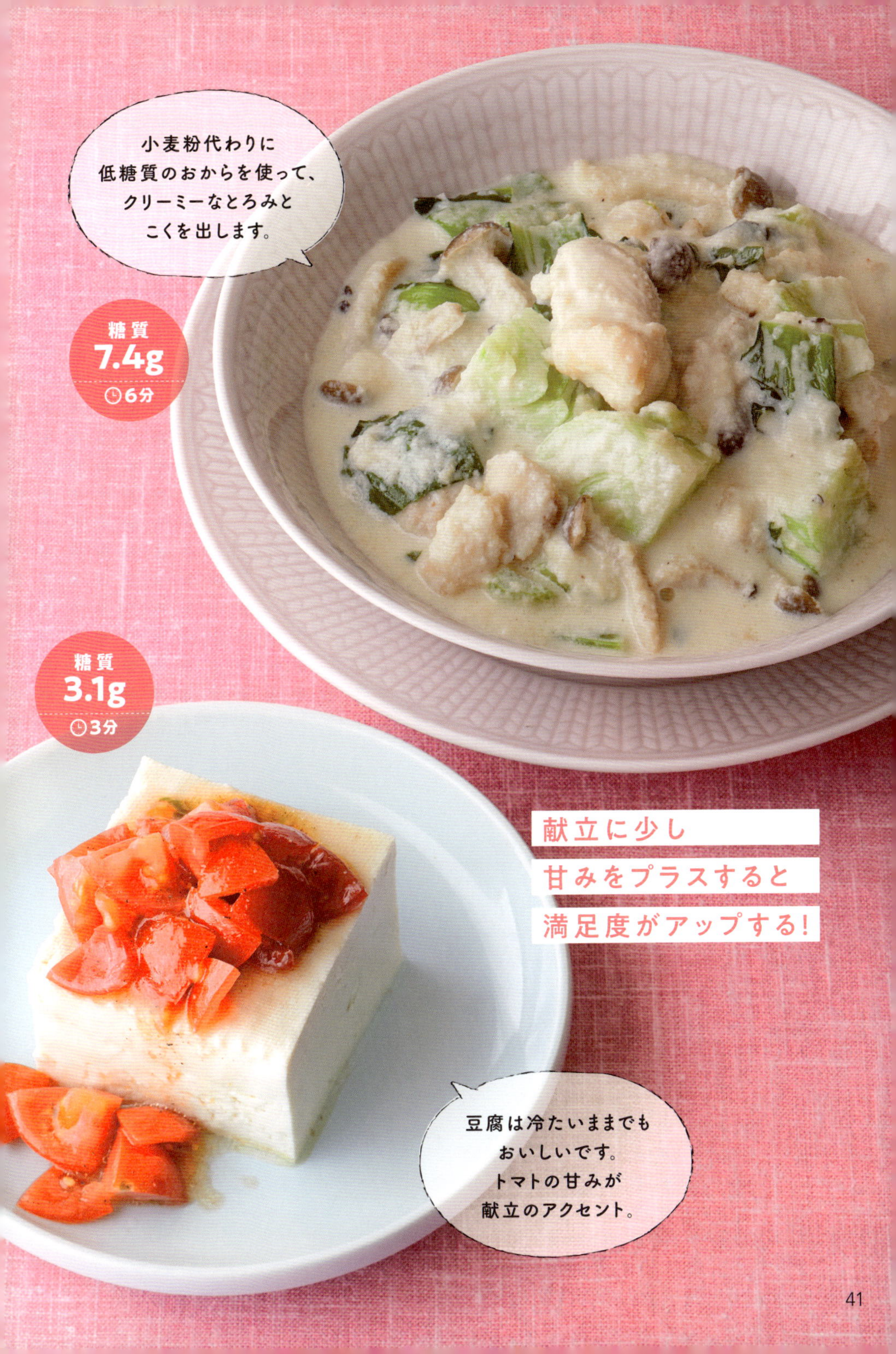

小麦粉代わりに
低糖質のおからを使って、
クリーミーなとろみと
こくを出します。

糖質
7.4g
6分

糖質
3.1g
3分

献立に少し
甘みをプラスすると
満足度がアップする!

豆腐は冷たいままでも
おいしいです。
トマトの甘みが
献立のアクセント。

鶏肉 もも肉

早うまチキンカレー献立

TOTAL 糖質 8.0g ⏱ 10分

カレー 早うまチキンカレー

材料（1人分）　た30.7g 脂28.1g **427kcal**

- 鶏もも肉 ………………………… 1/2枚（120g）
- オクラ …………………………… 6本（60g）
- エリンギ ………………………… 2本（70g）
- オリーブ油 ……………………… 大さじ1/2
- カレー粉 ………………………… 大さじ1/2
- A ┌ おろしにんにく、おろししょうが … 各小さじ1/2
  ├ 水 ……………………………… 3/4カップ
  ├ 鶏ガラスープのもと（顆粒） … 小さじ1
  └ 塩 ……………………………… 小さじ1/3
- 木綿豆腐 ………………………… 1/3丁（100g）

作り方

2 材料を切る

エリンギは縦半分に切り、1cm幅に切る。オクラはへたを切り落とし、1cm幅に切る。鶏肉は3cm角に切る。

3 炒めて煮る

フライパンにオリーブ油を中火で熱し、鶏肉、エリンギを入れて炒める。鶏肉の色が変わったら、オクラ、カレー粉を加えて炒め合わせる。全体にカレー粉がなじんだら、**A**を加える。煮立ったら弱火にし、ふたをして5分ほど煮る。

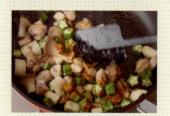

ごま油しょうゆ 大豆もやしのやみつきサラダ

材料（1人分）　た9.1g 脂11.7g **157kcal**

- 大豆もやし ……………………… 1/2袋（100g）
- ロースハム ……………………… 2枚（30g）
- B ┌ ごま油 ……………………… 大さじ1/2
  └ しょうゆ、酢 ……………… 各小さじ1

1 大豆もやしを洗い、ハムを切る

大豆もやしはざるに入れて水洗いをして、水けをきる。ハムは半分に切って5mm幅に切る。合わせて、耐熱ボウルに入れる。

4 電子レンジで加熱する

耐熱ボウルにカレーの豆腐をちぎって加え、ふんわりとラップをして電子レンジで2分30秒ほど加熱する。豆腐を取り出して水けをきり、カレーに添える。耐熱ボウルに**B**を加えてあえる。

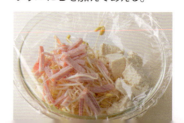

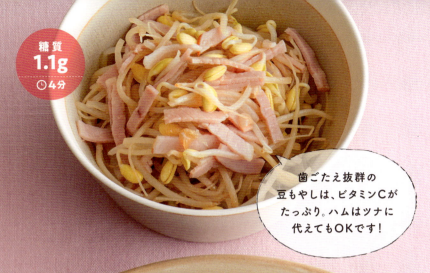

糖質 **1.1g**
⏱ 4分

歯ごたえ抜群の豆もやしは、ビタミンCがたっぷり。ハムはツナに代えてもOKです!

カレーが食べたくなったらたったの8分で作れる神レシピ!

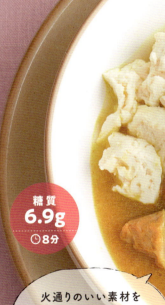

糖質 **6.9g**
⏱ 8分

火通りのいい素材をコロコロにカット。ご飯代わりに豆腐を添えて。

鶏肉 もも肉

鶏肉となすのうま辛炒め献立

TOTAL 糖質 **8.3g** ⏱ 9分

ピリ辛みそ

鶏肉となすのうま辛炒め

材料（1人分） た23.3g 糖23.8g **362kcal**

- 鶏もも肉 ………………………… 1/2枚（120g）
- なす ……………………………… 2本（150g）
- こんにゃく（アク抜き済み）……… 1枚（100g）
- サラダ油 ………………………… 大さじ1/2
- A
  - みそ …………………………… 大さじ1/2
  - しょうゆ ……………………… 小さじ1
  - 豆板醤 ………………………… 小さじ1/2
  - こしょう ……………………… 少々

作り方

2 材料を切る
なすはへたを切り落とし、一口大の乱切りにする。こんにゃくは2cm角に切る。鶏肉は2〜3cm角に切る。

3 炒めて蒸し焼きにする
フライパンを中火で熱し、こんにゃくを入れて水分を飛ばしながら1分ほど炒める。サラダ油を加え、鶏肉、なすを加えて炒め合わせる。鶏肉の色が変わったら、水大さじ1（分量外）をふり、ふたをして2分ほど蒸し焼きにする。

5 調味する
フライパンにAを加え、手早くからめる。

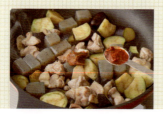

酢じょうゆ

しらすめかぶ

材料（1人分） た2.7g 糖0.4g **23kcal**

- めかぶ（味のついていないもの）…… 40g
- きゅうり ………………………… 1/2本（50g）
- しらす干し ……………………… 大さじ1
- B
  - 酢 ……………………………… 小さじ1
  - しょうゆ ……………………… 小さじ1/2
- おろししょうが ………………… 少々

1 きゅうりを切る
きゅうりは縦半分に切って薄切りにし、器に盛る。

4 仕上げる
きゅうりにめかぶ、しらすをのせてBをかけ、おろししょうがを添える。

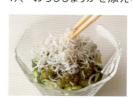

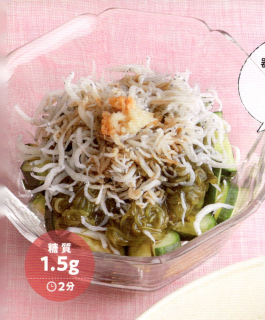

器に材料を全部入れて、味つけするだけ。食物繊維、カルシウムがおいしくとれます。

和・洋・中の
いろいろな調理で
あきずに続ける！

糖質
1.5g
🕐 2分

糖質
6.8g
🕐 7分

こくうま＆ピリ辛。
こんにゃくの
かさ増し効果で
ボリュームたっぷり。

豚肉 こま切れ肉
豚こまスタミナ炒め献立

TOTAL 糖質 **11.4g**
⏱ 8分

にんにくしょうゆ
豚こまスタミナ炒め

材料（1人分）　　26.4g　26.2g　**377kcal**

- 豚こま切れ肉 …………………… 120g
- にら ……………………… 1/2束（50g）
- エリンギ ………………… 2本（70g）
- おろしにんにく ………………… 小さじ1/2
- ごま油 ……………………… 大さじ1/2
- A ┌ しょうゆ ……………………… 大さじ2/3
  └ 砂糖 ……………………… ひとつまみ

作り方

2 材料を切る
エリンギは縦半分に切って7mm幅の斜め切りにする。にらは4cm長さに切る。

4 炒める
フライパンにごま油を中火で熱し、豚肉、エリンギ、にんにくを入れて炒める。豚肉の色が変わったら、Aを加えて全体を混ぜる。

5 にらを加える
にらを加え、温める程度にさっと火を通す。

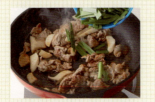

みそバター
キャベツの みそバターラーメン風

材料（1人分）　　2.6g　5.0g　**84kcal**

- ホールコーン（冷凍） …… 大さじ1（10g）
- キャベツ（せん切り・市販品） ………… 50g
- B ┌ 水 …………………………… 3/4カップ
  │ みそ ……………………… 大さじ2/3
  └ 鶏ガラスープのもと（顆粒） … 小さじ1/3
- バター ………………………………… 5g
- 粗びき黒こしょう ………………………… 少々

1 コーンをもどす
コーンはざるに入れて流水をかけ、水けをきる。

3 電子レンジで加熱する
耐熱容器にBを入れ、キャベツ、コーンを加える。ふんわりとラップをかぶせ、電子レンジで2分30秒ほど加熱する。

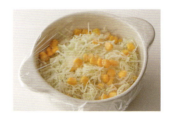

6 仕上げる
バターをのせ、粗びき黒こしょうをふる。

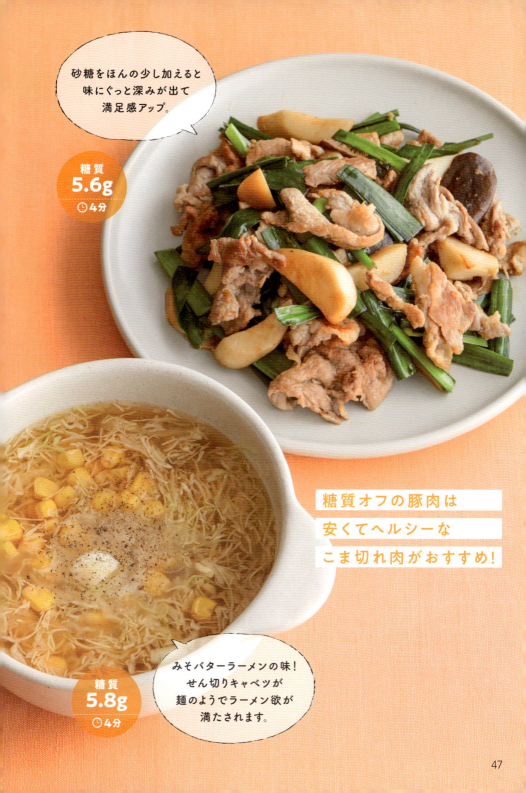

砂糖をほんの少し加えると味にぐっと深みが出て満足感アップ。

糖質 5.6g ⏱4分

糖質オフの豚肉は安くてヘルシーなこま切れ肉がおすすめ！

みそバターラーメンの味！せん切りキャベツが麺のようでラーメン欲が満たされます。

糖質 5.8g ⏱4分

豚肉と白菜のレンチン献立

豚肉 こま切れ肉

TOTAL 糖質 **8.1g**
⏱ **10分**

しょうがじょうゆ
豚肉と白菜のレンチン

材料（1人分）　た24.8g 脂26.0g **375kcal**

- 豚こま切れ肉 …………………… 120g
- 白菜 …………………………… 150g
- A
  - おろししょうが ……………… 小さじ1
  - しょうゆ ……………………… 大さじ2/3
  - ごま油 ………………………… 大さじ1/2
  - 片栗粉 ………………………… 小さじ1/2
- 万能ねぎ（小口切り） ………… 大さじ1/2

作り方

2　白菜を切り、豚肉を練る

白菜は3〜4cm角に切る。ボウルに豚肉、Aを入れて混ぜる。

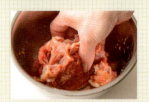

3　電子レンジで加熱する

耐熱皿に白菜を広げて豚肉をのせ、白菜に水大さじ1（分量外）をふる。ふんわりとラップをかぶせ、電子レンジで5分ほど加熱する。ラップをかぶせたまま2分ほどおき、万能ねぎを散らす。

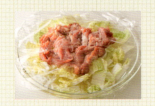

チーズ
アボカドのミニグラタン

材料（1人分）　た4.9g 脂21.4g **226kcal**

- アボカド ……………………… 1/2個
- ホールコーン（冷凍） ……… 大さじ1/2（5g）
- ピザ用チーズ ………………… 10g

1　下ごしらえをする

アボカドは種を取り除く。コーンはざるに入れて流水をかけ、水けをきる。

4　焼く

アルミホイルを敷いた天板にアボカドを置いてコーンを詰め、ピザ用チーズをのせる。オーブントースターでチーズが溶けるまで5分ほど焼く。

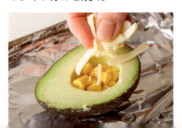

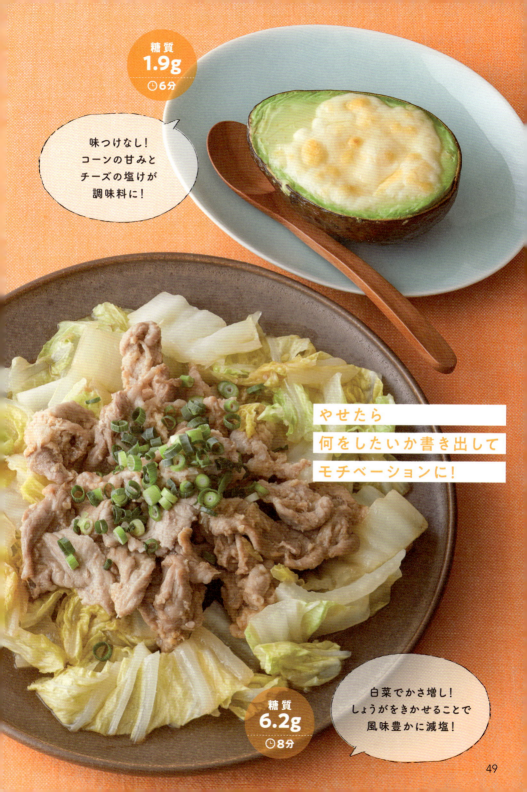

豚肉 こま切れ肉
楽うまポークトマト煮献立

TOTAL 糖質 10.5g
⏱ 9分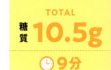

トマト
楽うまポークトマト煮

材料（1人分） 🍖33.3g 🧈30.1g **463kcal**

豚こま切れ肉	120g
ブロッコリー	小1/2房（100g）
玉ねぎ	1/4個（50g）
オリーブ油	大さじ1/2
A ┌ 粉チーズ	大さじ2
｜ トマトペースト	大さじ1
｜ 水	1カップ
｜ 塩	小さじ1/3
└ こしょう	少々

作り方

2 材料を切る
ブロッコリーは小房に切り分け、大きなものはさらに縦半分に切る。玉ねぎは、縦に薄切りにする。

3 炒めて煮る
フライパンにオリーブ油を熱し、豚肉、玉ねぎを入れて炒める。豚肉の色が変わったら、ブロッコリー、Aを加えて混ぜる。煮立ったら弱火にし、ふたをして3〜4分煮る。

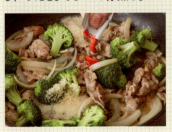

ごま油塩
豆腐と水菜のデリサラダ

材料（1人分） 🍖10.9g 🧈10.5g **156kcal**

木綿豆腐	1/3丁（100g）
水菜	1/4束（50g）
しらす干し	大さじ2
B ┌ ごま油、酢	各大さじ1/2
└ 塩	ひとつまみ

1 水菜を切る
水菜は3cm長さに切り、器に盛る。

4 仕上げる
豆腐を大まかにちぎって水菜にのせ、しらすを散らしてBをふる。

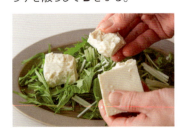

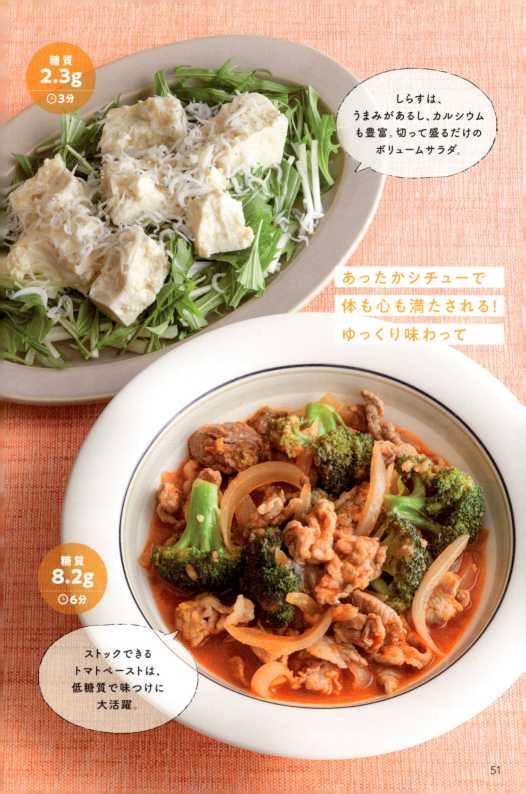

糖質 **2.3g** ⏱3分

しらすは、うまみがあるし、カルシウムも豊富。切って盛るだけのボリュームサラダ。

あったかシチューで
体も心も満たされる!
ゆっくり味わって

糖質 **8.2g** ⏱6分

ストックできるトマトペーストは、低糖質で味つけに大活躍。

豚肉 こま切れ肉
豚こまのごまマヨ焼き献立

TOTAL 糖質 **6.1g**
⏱ 8分

ごまマヨ
豚こまのごまマヨ焼き

材料（1人分） た24.7g 脂30.6g **406kcal**

豚こま切れ肉	120g
キャベツ（せん切り・市販品）	30g
プチトマト	2個（20g）
マヨネーズ	大さじ1
A〔 おろししょうが	小さじ1
しょうゆ	大さじ1/2
白いりごま	大さじ1/2

作り方

2 つけ合わせを器に盛る
プチトマトはへたを取り除き、キャベツとともに器に盛る。

4 焼いて調味する
フライパンに豚肉、マヨネーズを入れて中火にかけて炒める。豚肉の色が変わったら、Aを加えてからめ、ごまをふる。

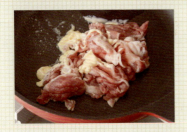

鶏ガラスープ
かにかまの レンチン茶碗蒸し

材料（1人分） た8.2g 脂5.7g **95kcal**

かに風味かまぼこ	1本（10g）
卵	1個
B〔 水	3/4カップ
鶏ガラスープのもと（顆粒）	小さじ1/2
万能ねぎ（小口切り・市販品）	少々

1 かにかまを切り、卵液を作る
かにかまは5mm幅に切る。ボウルに卵を溶き、Bを加えて混ぜる。

3 電子レンジで加熱する
耐熱容器に卵液を入れてかにかまを加え、ふんわりとラップをかぶせて電子レンジで2～2分30秒加熱する。

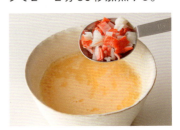

5 仕上げる
万能ねぎを散らす。

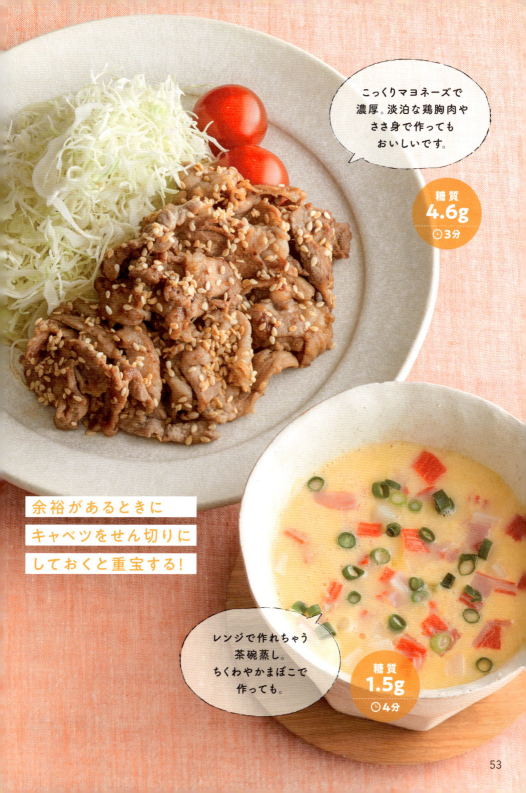

豚肉 こま切れ肉

豚肉となすのおかか煮献立

TOTAL 糖質 12.8g ⏱ 9分

おかかしょうゆ

豚肉となすのおかか煮

たんぱく質 26.7g　脂質 26.0g　**402kcal**

材料（1人分）
- 豚こま切れ肉 ……………………… 120g
- なす ………………………… 2本（150g）
- サラダ油 ………………………… 大さじ1/2
- A
  - 削り節 ………………………… 1/2袋（2g）
  - おろししょうが ………………… 小さじ1/2
  - 赤唐辛子（小口切り） ……………… 少々
  - 水 ………………………………… 大さじ3
  - しょうゆ ……………………… 大さじ2/3
  - みりん ………………………… 小さじ1

作り方

2 なすを切る
なすはへたを切り落とし、7mm幅の輪切りにする。

3 炒める
フライパンにサラダ油を中火で熱し、フライパンの半分に豚肉を入れて炒め、フライパンのあいているところになすを入れて両面を焼く。

4 煮る
豚肉の色が変わったら全体を混ぜ、**A**を加えて混ぜる。煮立ったら弱火にし、ふたをして3分ほど煮る。

マヨネーズ

大豆とツナのマヨネーズあえ

たんぱく質 15.2g　脂質 21.6g　**288kcal**

材料（1人分）
- 蒸し大豆 …………………………… 50g
- ツナ缶（オイル漬け） …… 小1/2缶（35g）
- きゅうり ……………………… 1/2本（50g）
- B
  - マヨネーズ ……………………… 大さじ1
  - 塩 ……………………………… 小さじ1/4
  - 粗びき黒こしょう ………………… 少々

1 ツナをほぐし、きゅうりを切る
ツナは汁けをきらずにボウルに入れてほぐす。きゅうりは縦4等分に切り、7mm幅に切ってボウルに加える。

5 あえる
ボウルに大豆、**B**を加えてあえる。

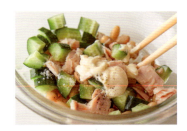

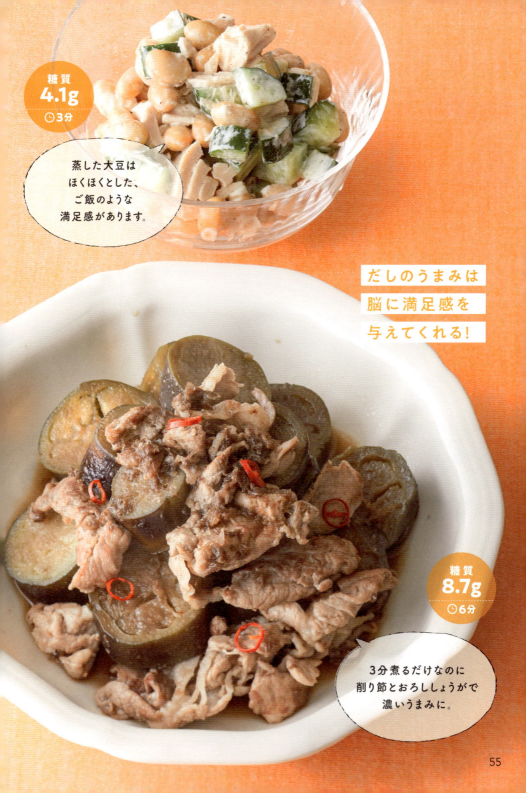

豚肉 しょうが焼き用

豚肉のみそマヨソテー献立

TOTAL 糖質 7.1g ⏱ 8分

みそマヨネーズ

豚肉のみそマヨソテー

材料（1人分） た25.1g 脂38.8g **498kcal**

- 豚しょうが焼き用肉 …………… 3枚（120g）
- ピーマン ………………………… 2個（60g）
- A｢ 塩、こしょう ………………………… 各少々
- サラダ油 ………………………………… 大さじ1/2
- 塩 ………………………………………… 少々
- B｢ おろししょうが ……………………… 大さじ1/2
  ｜ マヨネーズ …………………………… 大さじ1
  ｣ 酒、みそ ……………………………… 各大さじ1/2

作り方

2 下ごしらえをする

ピーマンは縦半分に切ってへたと種を取り除き、斜め半分に切る。豚肉は筋を切り、**A**をふる。

3 焼く

フライパンにサラダ油を中火で熱し、豚肉、ピーマンを重ならないように入れて2分ほど焼く。

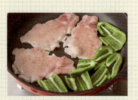

5 調味する

返してピーマンに塩をふって取り出す。豚肉に**B**を加え、全体にからめる。

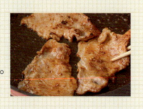

ごま油しょうゆ

わかめとなめこの しらたき汁麺

材料（1人分） た1.9g 脂2.2g **40kcal**

- わかめ（乾燥・カット済み） ………… 小さじ2
- なめこ …………………………………… 50g
- しらたき（アク抜き済み）…… 1袋（120g）
- C｢ 水 ……………………………………… 3/4カップ
  ｜ しょうゆ ……………………………… 小さじ1
  ｜ ごま油 ………………………………… 小さじ1/2
  ｣ 塩 ……………………………………… ひとつまみ

1 下ごしらえをする

なめこはざるに入れ、流水でさっと洗う。しらたきは水けをきり、食べやすい長さに切る。耐熱ボウルにわかめ、しらたき、なめこ、**C**を入れて混ぜる。

4 電子レンジで加熱する

耐熱ボウルにふんわりとラップをかぶせて電子レンジで2分30秒ほど加熱する。

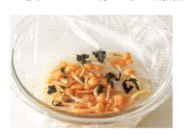

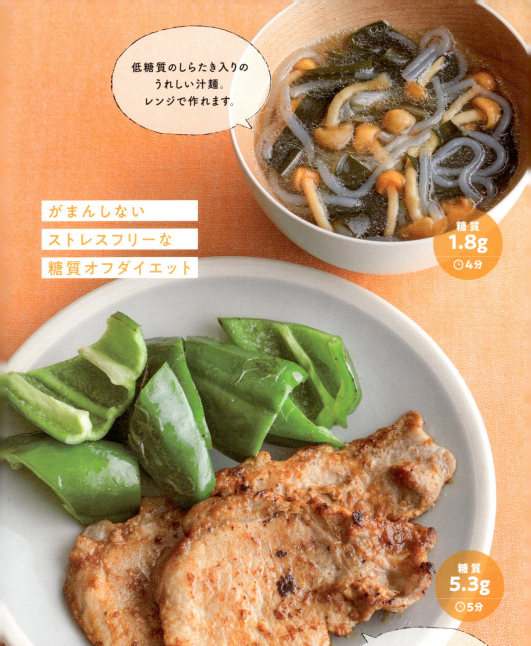

低糖質のしらたき入りの
うれしい汁麺。
レンジで作れます。

糖質
1.8g
4分

がまんしない
ストレスフリーな
糖質オフダイエット

糖質
5.3g
5分

しょうが＋みそ＋マヨ。
噛めば噛むほどおいしい！
豚肩ロース肉で作っても。

豚肉 / しゃぶしゃぶ用

豚しゃぶ香味だれ献立

TOTAL 糖質 10.3g ⏱ 9分

ごま酢じょうゆ
豚しゃぶ香味だれ

材料（1人分）　た26.2g 脂32.4g **441kcal**

豚ロースしゃぶしゃぶ用肉	120g
にんじん	1/5 本（30g）
レタス	1/4 個（100g）
A　白すりごま	大さじ1
おろししょうが	小さじ1/2
しょうゆ	大さじ2/3
酢、ごま油	各大さじ1/2

作り方

2　下ごしらえをする
にんじんは皮をむき、薄い半月切りにする。レタスは大きめの一口大にちぎって器に入れる。

3　ゆでる
フライパンに多めの水（分量外）、にんじんを入れて中火にかけ、豚肉を数枚ずつ入れてゆでる。豚肉の色が変わったら、取り出す。豚肉がゆで終わったら、ざるに上げてにんじんの水けをきる。

5　仕上げる
レタスの器に豚肉、にんじんを合わせて盛り、混ぜたAをかける。

塩
なすとツナの青じそあえ

材料（1人分）　た8.0g 脂7.8g **128kcal**

なす	2本（150g）
ツナ缶（オイル漬け）	小1/2缶（35g）
青じそ	4枚
B　塩	ひとつまみ
こしょう	少々

1　下ごしらえをする
なすはへたを切り落として縦半分に切って水にくぐらせる。切り口同士を合わせてラップで包み、電子レンジで2分ほど加熱する。ツナは汁けをきらずにほぐす。なすは水にとって冷まし、長さを半分に切って縦4等分に切る。

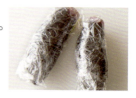

4　あえる
ボウルになす、Bを入れて混ぜ、ツナ、ちぎった青じそを加えてあえる。

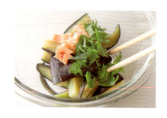

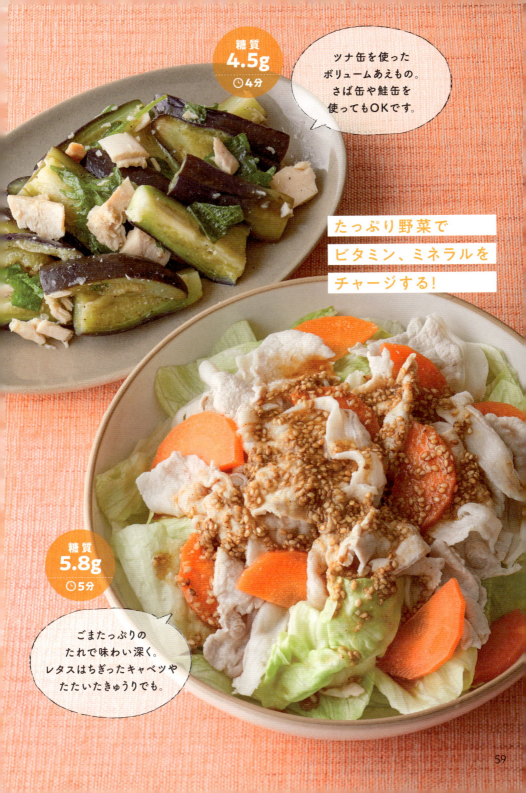

糖質 4.5g ⏱4分

ツナ缶を使った
ボリュームあえもの。
さば缶や鮭缶を
使ってもOKです。

たっぷり野菜で
ビタミン、ミネラルを
チャージする！

糖質 5.8g ⏱5分

ごまたっぷりの
たれで味わい深く。
レタスはちぎったキャベツや
たたいたきゅうりでも。

豚肉 ひき肉

油揚げレンジギョーザ献立

TOTAL 糖質 6.6g
⏱ 9分

酢じょうゆ 🔲
油揚げレンジギョーザ

材料（1人分）　た24.7g　脂27.6g　**371kcal**

豚ひき肉	80g
油揚げ	1枚
キャベツ	小1枚（30g）
A　万能ねぎ（小口切り）	大さじ1
おろししょうが	小さじ1/2
塩	ひとつまみ
B　酢、しょうゆ	各大さじ1/2

作り方

2 材料を切り、たねを詰める

キャベツは3cm角にちぎる。油揚げは半分に切って袋状に開く。ボウルにひき肉Aを入れてよく混ぜ、2等分にして油揚げに詰める。

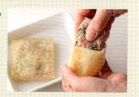

3 電子レンジで加熱する

耐熱皿にたねを詰めた油揚げを並べ、ラップをかぶせずに電子レンジで2分30秒ほど加熱する。半分に切って器に盛り、キャベツを添える。混ぜたBにつけて食べる。

カレーにんにく 🍳
もやしとピーマンのカレー炒め

材料（1人分）　た2.5g　脂6.4g　**96kcal**

もやし	1/2袋（100g）
ピーマン	2個（60g）
サラダ油	大さじ1/2
C　おろしにんにく	小さじ1/3
酒	小さじ1
カレー粉	小さじ1/2
塩	小さじ1/4
こしょう	少々

1 もやしを洗い、ピーマンを切る

もやしはざるに入れて水洗いをし、水けをきる。ピーマンは縦半分に切ってへたと種を取り除き、横に細切りにする。

4 炒める

フライパンにサラダ油を中火で熱し、ピーマン、もやしを入れて30秒ほど炒める。Cを加えて手早く炒め合わせる。

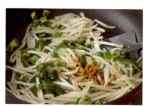

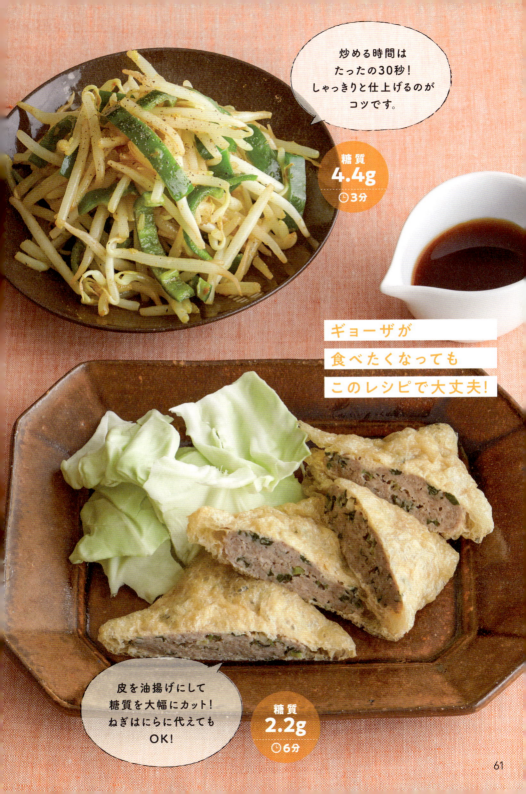

牛肉 切り落とし

牛肉の梅ポン炒め献立

TOTAL 糖質 **8.1g** ⏱ 9分

梅ポン酢しょうゆ

牛肉の梅ポン炒め

材料（1人分） た23.9g 脂25.8g **366kcal**

- 牛切り落とし肉 ……………… 120g
- 青梗菜 ……………… 1株（140g）
- サラダ油 ……………… 大さじ1/2
- A ┌ 梅肉 ……………… 小さじ1/2
  │ ポン酢しょうゆ（市販品）…… 大さじ2
  └ こしょう ……………… 少々

作り方

1 青梗菜を切る
青梗菜は縦半分に切り、1.5cm幅に切る。根元はさらに半分に切る。

4 炒める
フライパンにサラダ油を中火で熱し、牛肉を入れて炒める。牛肉の色が変わったら、青梗菜の根元を入れて1分ほど炒める。

5 調味する
全体に油が回ったら、青梗菜の葉、Aを加えて炒め合わせる。

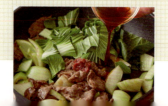

バターじょうゆ

バターじょうゆきのこ

材料（1人分） た3.2g 脂8.5g **99kcal**

- しめじ ……………… 1/2パック（50g）
- えのきだけ ……………… 1/2袋（40g）
- B ┌ 水 ……………… 大さじ1
  └ しょうゆ ……………… 大さじ1/2
- バター ……………… 10g

2 材料を切る
しめじは石づきを切り落としてほぐし、えのきだけは根元を切り落として3等分に切って耐熱ボウルに入れる。

3 電子レンジで加熱する
耐熱ボウルにBを加えて混ぜ、バターをのせる。ふんわりとラップをかぶせて電子レンジで3分ほど加熱する。

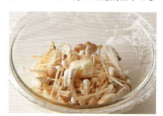

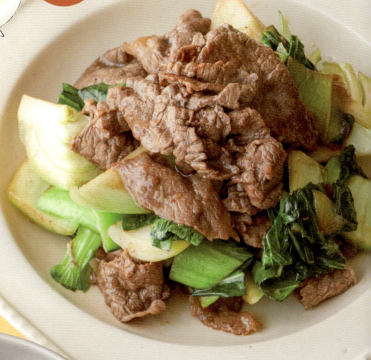

ポン酢は炒めものにも使えるんです！梅肉はチューブがお手頃。

糖質 5.0g
⏱ 4分

糖質 3.1g
⏱ 5分

青菜やきのこ類はダイエットの強力な助っ人！

驚くほどかんたんでリピート必至！食物繊維たっぷりの超優秀レシピです。

牛肉 切り落とし

牛ボールのアヒージョ献立

TOTAL 糖質 **10.5g** ⏱**10分**

にんにく塩

牛ボールのアヒージョ

材料（1人分） 糖24.4g 塩25.1g **355kcal**

牛切り落とし肉	120g
パプリカ	1/4個（40g）
マッシュルーム	大3個（60g）
A［塩、こしょう	各少々
B［にんにく（半割り）	1かけ分
赤唐辛子	1本
オリーブ油	1カップ
塩	小さじ1/2

作り方

2 野菜を切り、牛肉を丸める
パプリカは3等分に切る。牛肉はAをふり、5等分にしてぎゅっと握ってだんご状にまとめる。

4 煮る
小さめのフライパンにBを混ぜ、中火にかける。細かい泡がたってきたら、パプリカ、マッシュルーム、牛肉を入れ、返しながら4〜5分煮る。

コンソメ

ミックスビーンズとセロリのコンソメスープ

材料（1人分） 糖2.9g 塩0.5g **47kcal**

ミックスビーンズ	30g
セロリ	1/3本（30g）
セロリの葉	2枚
C［水	3/4カップ
洋風スープのもと（顆粒）	小さじ1/4
塩	小さじ1/4

1 セロリを切る
セロリは筋を取り除いて横に薄切りにし、耐熱の器に入れる。

3 電子レンジで加熱する
耐熱の器にミックスビーンズ、Cを加え、ふんわりとラップをかぶせて電子レンジで2分ほど加熱する。

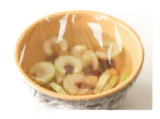

5 仕上げる
セロリの葉を手でちぎって散らす。

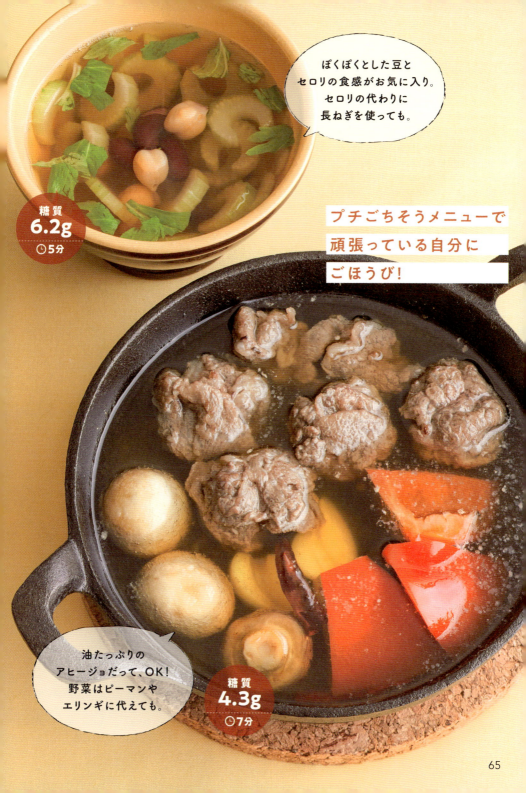

ぼくぼくとした豆と
セロリの食感がお気に入り。
セロリの代わりに
長ねぎを使っても。

糖質
6.2g
5分

プチごちそうメニューで
頑張っている自分に
ごほうび!

油たっぷりの
アヒージョだって、OK!
野菜はピーマンや
エリンギに代えても。

糖質
4.3g
7分

牛肉 切り落とし

牛肉のすき煮献立

TOTAL 糖質 11.9g
⏱ 10分

[甘辛しょうゆ]

牛肉のすき煮

材料（1人分）　㋫26.4g ㋱24.5g **386kcal**

牛切り落とし肉	100g
木綿豆腐	1/3丁（100g）
長ねぎ	10cm（30g）
しらたき（アク抜き済み）	80g
サラダ油	小さじ1
A　水	1/2カップ
しょうゆ	大さじ2/3
酒	大さじ1/2
砂糖	小さじ1
七味唐辛子	少々

作り方

2 材料を切る
豆腐は6等分に切る。長ねぎは1cm幅の斜め切りにする。しらたきは水けをきり、食べやすい長さに切る。

3 炒めて煮る
フライパンにしらたきを入れ、水分を飛ばしながら1分ほど炒る。フライパンのあいているところにサラダ油を中火で熱し、牛肉を入れて炒める。牛肉の色が変わったら、**A**、豆腐、長ねぎを加える。煮立ったら弱火にし、ふたをして5分ほど煮る。

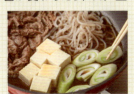

5 仕上げる
器に盛り、七味唐辛子をふる。

[おかかしょうゆ]

青梗菜とかにかまの おかかあえ

材料（1人分）　㋫5.3g ㋱0.3g **42kcal**

青梗菜	1株（140g）
かに風味かまぼこ	2本（20g）
B　削り節	1/2袋（2g）
しょうゆ	小さじ1

1 電子レンジで加熱する
かにかまはほぐし、青梗菜は2cm幅に切り、根元は縦2〜3等分に切る。合わせて耐熱ボウルに入れる。水大さじ1（分量外）をふり、ふんわりとラップをかぶせて電子レンジで2分ほど加熱する。

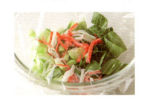

4 あえる
耐熱ボウルに**B**を加えてあえる。

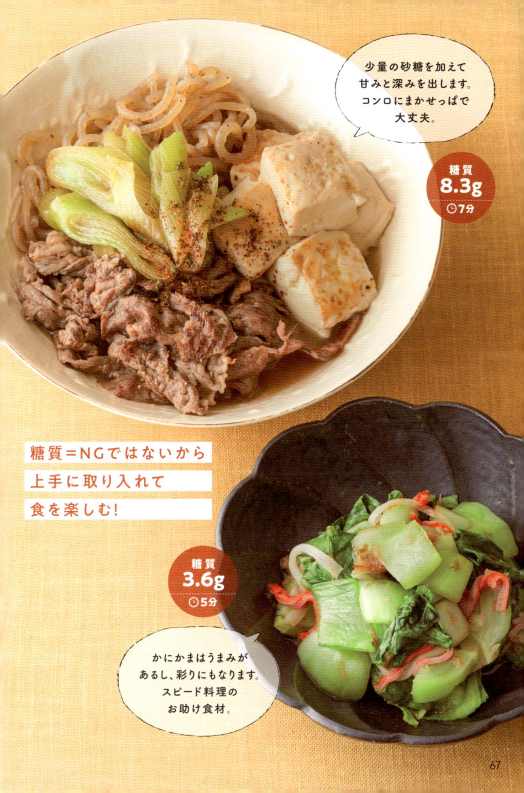

牛肉 合いびき肉

こねないハンバーグ献立

TOTAL 糖質 **10.6g** ⏱ 10分

ケチャップしょうゆ

こねないハンバーグ

材料（1人分）　た 24.7g　脂 30.6g　**413kcal**

- 合いびき肉 ……………………………… 120g
- ピザ用チーズ …………………………… 10g
- プチトマト ……………………………… 1個（10g）
- グリーンカール ………………………… 2枚（50g）
- A ┌ 塩 ……………………………… ひとつまみ
　　└ こしょう …………………………… 少々
- サラダ油 ………………………………… 小さじ1
- B [トマトケチャップ、しょうゆ ……… 各大さじ1/2

作り方

1 たねを作る
ひき肉にAをふって軽くまとめ、広げて真ん中にチーズをのせて包む。

2 焼く
フライパンにサラダ油を中火で熱し、たねを入れて2分焼いて返し、ふたをして弱火で6分ほど焼く。

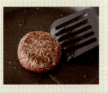

4 仕上げる
器にグリーンカール、半割りのプチトマトを盛り、ハンバーグを盛る。混ぜたBをかける。

めんつゆ

わかめともやしの汁麺風

材料（1人分）　た 3.1g　脂 0.5g　**40kcal**

- わかめ（乾燥・カット済み）………… 小さじ2
- もやし …………………………… 1/2袋（100g）
- C ┌ 水 ……………………………… 3/4カップ
　　└ めんつゆ（3倍濃縮タイプ）……… 大さじ1
- 白いりごま ……………………………… ひとつまみ

3 電子レンジで加熱する
もやしはざるに入れて水洗いをし、水けをきって耐熱ボウルに入れる。Cを加えてわかめをのせ、ふんわりとラップをかぶせて電子レンジで3分ほど加熱する。

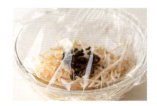

5 仕上げる
器に盛り、ごまをふる。

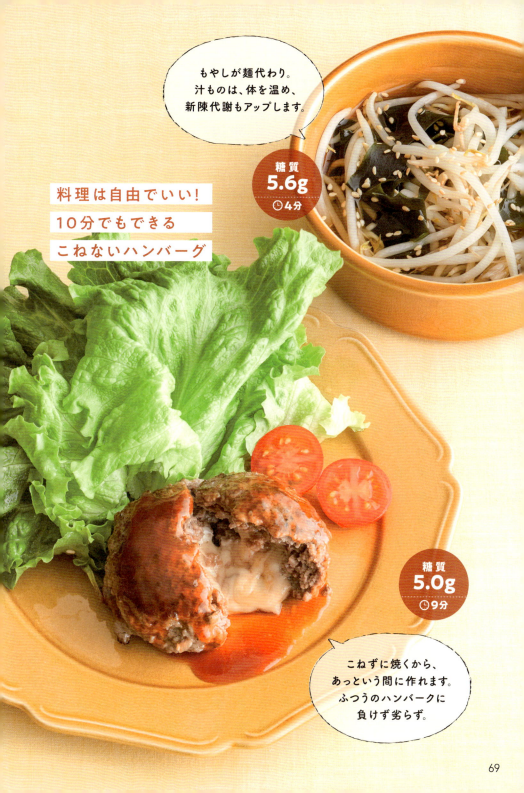

| 魚介 鮭 | # 鮭の粒マスタードソテー献立 | TOTAL 糖質 **7.5g** ⏱**10分** |

粒マスタードしょうゆ
鮭の粒マスタードソテー

材料（1人分） 　27.0g　11.7g **239kcal**
生鮭（切り身）……………………… 1切れ（100g）
ブロッコリー …………………………… 1/3株（80g）
A［塩、粗びき黒こしょう ………………………各少々
オリーブ油 ……………………………………大さじ1/2
B［粒マスタード、しょうゆ …………………各大さじ1/2

作り方

2 材料を切る
ブロッコリーは小房に切り分け、大きなものはさらに縦半分に切る。鮭は一口大に切り、**A**をふる。

3 ブロッコリーを蒸し焼きにする
フライパンにブロッコリーを入れて水大さじ4（分量外）を加え、ふたをして中火にかける。煮立ったら弱火にし、1分30秒ほど蒸し焼きにする。

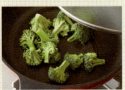

4 鮭を加えて調味する
ブロッコリーを混ぜて水分を飛ばし、オリーブ油、鮭を加えて1～2分焼き、返してさらに1～2分焼く。**B**を加えて炒め合わせる。

マヨネーズ
おからのポテサラ風

材料（1人分） 　4.1g　15.6g **200kcal**
おから（生）………………………………………… 50g
ホールコーン（冷凍）……… 大さじ1（10g）
きゅうり ……………………………………… 1/2本（50g）
C［マヨネーズ ………………………… 大さじ1と1/2
 　塩 ……………………………………………… 小さじ1/4
 　粗びき黒こしょう……………………………………少々

1 下ごしらえをする
耐熱ボウルにおからを入れ、ふんわりとラップをかぶせて電子レンジで1分ほど加熱する。コーンはざるに入れ、流水をかけて水けをきる。きゅうりは縦半分に切って薄切りにする。

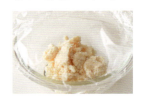

5 あえる
耐熱ボウルにコーン、きゅうりを加え、**C**を加えてあえる。

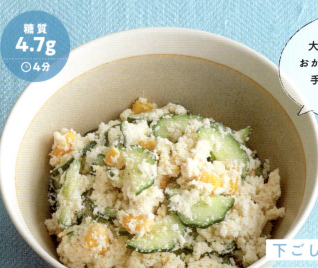

糖質 **4.7g**
⏱ 4分

大好きなポテサラも、おからで作れば低糖質。手間半分でおいしく作れます。

下ごしらえ不要の
切り身魚は
時短調理に大活躍！

糖質 **2.8g**
⏱ 7分

粒マスタードの
酸味とうまみがきいています。
めかじきやさわらなど、
切り身をかえて作って。

魚介 めかじき

めかじきのピリ辛炒め献立

TOTAL 糖質 11.1g
⏱ 8分

ナンプラーにんにく

めかじきのピリ辛炒め

材料（1人分） た21.4g 塩11.8g 233kcal

めかじき（切り身）	1切れ（100g）
パプリカ（黄）	1/4個（40g）
玉ねぎ	1/4個（50g）
ごま油	小さじ1
A おろしにんにく	小さじ1/3
赤唐辛子（小口切り）	少々
ナンプラー、レモン汁	各大さじ1/2
しょうゆ	小さじ1

作り方

2 材料を切る
パプリカは4等分に切る。玉ねぎは縦に1cm幅に切る。めかじきは3cm角に切る。

3 炒めて調味する
フライパンにごま油を中火で熱し、パプリカ、玉ねぎを入れて1分ほど炒める。フライパンのあいているところにめかじきを入れ、1〜2分焼き、返してさらに1〜2分焼く。めかじきの色が変わったらAを加え、炒め合わせる。

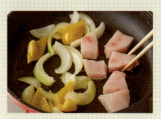

オリーブ油塩昆布

アボカドと豆腐の塩昆布サラダ

材料（1人分） た8.9g 塩19.6g 227kcal

アボカド	1/2個（50g）
木綿豆腐	1/3丁（100g）
塩昆布	大さじ1
B オリーブ油	大さじ1/2
塩	ひとつまみ

1 アボカドを切る
アボカドは種を取り除いて皮をむき、縦半分に切って横に4等分に切る。

4 あえる
ボウルに豆腐をちぎって入れ、アボカド、塩昆布、Bを加えてあえる。

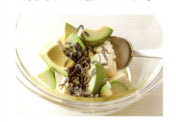

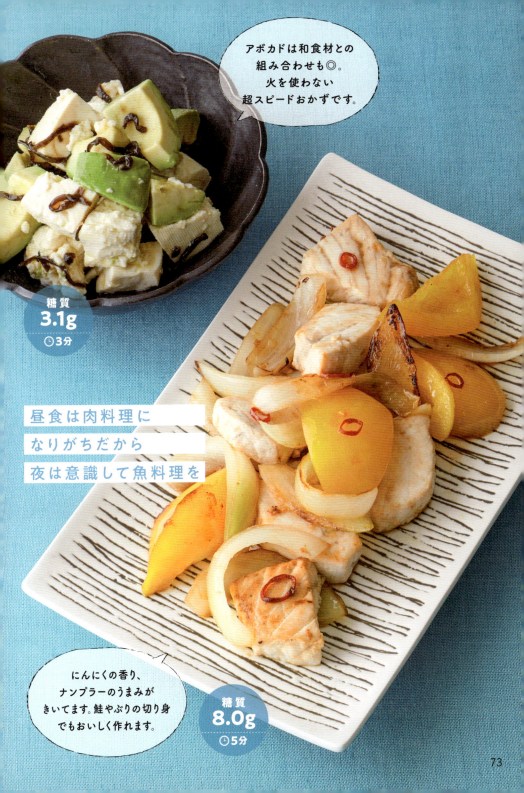

アボカドは和食材との組み合わせも◎。火を使わない超スピードおかずです。

糖質 3.1g
3分

昼食は肉料理になりがちだから夜は意識して魚料理を

にんにくの香り、ナンプラーのうまみがきいてます。鮭やぶりの切り身でもおいしく作れます。

糖質 8.0g
5分

魚介 いか

いかのスパイシー炒め献立

TOTAL 糖質 9.5g
⏱ 9分

カレーしょうゆ

いかのスパイシー炒め

材料（1人分） た23.1g 脂5.6g **169kcal**

するめいか（輪切り）	100g
グリーンアスパラガス	3本（100g）
しめじ	1/2パック（50g）
サラダ油	小さじ1
A [おろししょうが	小さじ1/2
カレー粉	小さじ1
しょうゆ]	大さじ2/3

作り方

2 材料を切る
アスパラガスは根元から半分くらいまで皮をむき、1～2cm幅の斜め切りにする。しめじは石づきを切り落とし、ほぐす。

3 蒸し焼きにする
フライパンにサラダ油を中火で熱し、アスパラガス、しめじを入れて炒める。全体に油が回ったらいかを加え、炒め合わせる。いかの色が変わったら、水大さじ1（分量外）をふり、ふたをして1分ほど蒸し焼きにする。

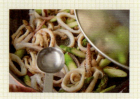

5 調味する
Aを加え、からめながら炒め合わせる。

めんつゆ

高野豆腐のしみじみめんつゆ煮

材料（1人分） た10.6g 脂6.2g **123kcal**

高野豆腐*	小6個（18g）
小松菜	1/5束（40g）
B [水	3/4カップ
めんつゆ（3倍濃縮タイプ）	大さじ1
塩]	ひとつまみ

＊もどさずにそのまま使えるもの。

1 小松菜を切る
小松菜は3cm長さに切る。

4 電子レンジで加熱する
耐熱ボウルに高野豆腐、**B**、小松菜を順に入れ、ふんわりとラップをかぶせて電子レンジで4分ほど加熱する。

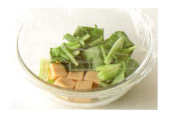

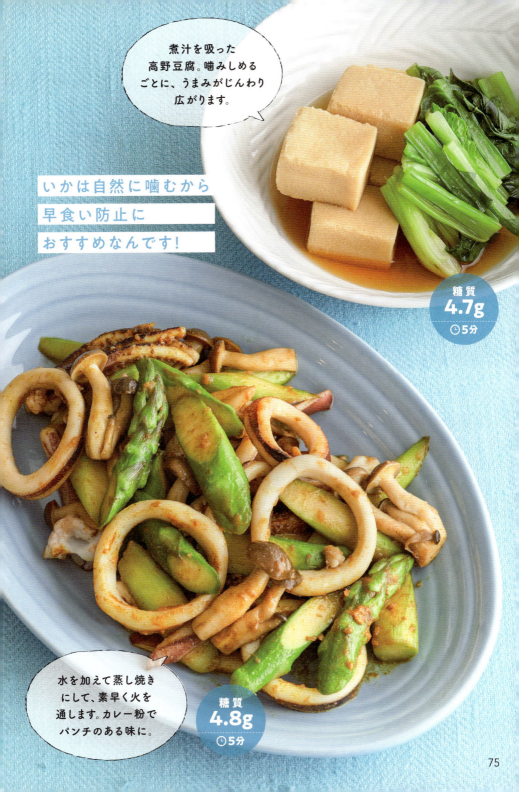

煮汁を吸った高野豆腐。噛みしめるごとに、うまみがじんわり広がります。

いかは自然に噛むから早食い防止におすすめなんです!

糖質 4.7g
5分

水を加えて蒸し焼きにして、素早く火を通します。カレー粉でパンチのある味に。

糖質 4.8g
5分

| 魚介 さば缶 | # さば缶アクアパッツァ献立 | TOTAL 糖質 **10.5g** ⏱ 9分 |

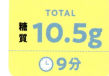

にんにく塩

さば缶アクアパッツァ

材料（1人分）　　た 20.0g　風 20.2g　**295kcal**

- さばの水煮缶　……………………　1/2 缶（100g）
- 玉ねぎ　……………………………　1/4 個（50g）
- ズッキーニ　………………………　1/2 本（50g）
- プチトマト　………………………　4 個（40g）
- A
  - おろしにんにく　………………　小さじ 1/3
  - 水　………………………………　1/2 カップ
  - さばの缶汁　……………………　大さじ 2
  - オリーブ油　……………………　小さじ 1
  - 塩　………………………………　小さじ 1/4
  - 粗びき黒こしょう　……………　少々

作り方

2 材料を切る

玉ねぎは縦に薄切りにする。ズッキーニは縦半分に切って7mm幅に切る。プチトマトはへたを取り除き、縦半分に切る。

3 電子レンジで加熱する

耐熱ボウルに**A**を入れて混ぜ、さば、玉ねぎ、ズッキーニ、プチトマトを加える。ふんわりとラップをかぶせて電子レンジで4分ほど加熱する。

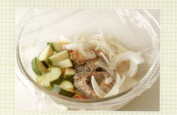

チーズ

いんげんとエリンギの チーズ炒め

材料（1人分）　　た 5.0g　風 8.1g　**105kcal**

- さやいんげん　……………………　9〜10 本（50g）
- エリンギ　…………………………　大 1 本（50g）
- オリーブ油　………………………　大さじ 1/2
- B
  - 粉チーズ　………………………　大さじ 1
  - 塩　………………………………　小さじ 1/4
  - 粗びき黒こしょう　……………　少々

1 材料を切る

いんげんはへたを取り除いて長さを半分に切る。エリンギは長さを半分に切り、縦3等分に切る。

4 炒めて調理する

フライパンにオリーブ油を中火で熱し、いんげん、エリンギを入れて、2分ほど炒める。野菜がしんなりとしたら、**B**を加えて炒め合わせる。

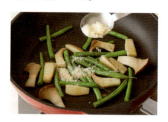

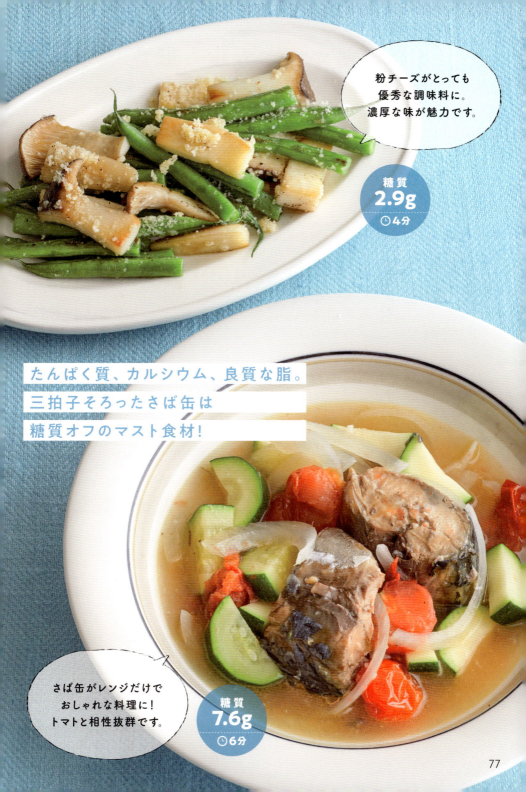

粉チーズがとっても優秀な調味料に。濃厚な味が魅力です。

糖質 **2.9g**　4分

たんぱく質、カルシウム、良質な脂。
三拍子そろったさば缶は
糖質オフのマスト食材!

さば缶がレンジだけで
おしゃれな料理に!
トマトと相性抜群です。

糖質 **7.6g**　6分

魚介
さば缶

さば缶キーマカレー献立

TOTAL 糖質 **11.8g**
⏱ 10分

カレー

さば缶キーマカレー

材料（1人分）　　糖27.6g　塩26.7g　**391kcal**

さばの水煮缶	1/2缶（100g）
えのきだけ	1/2袋（40g）
玉ねぎ	1/4個（50g）
サラダ油	大さじ1/2
カレー粉	大さじ1/2
A　水	1/2カップ
さばの缶汁	大さじ2
しょうゆ	大さじ1/2
万能ねぎ（小口切り）	少々
木綿豆腐	1/3丁（100g）

作り方

1 材料を切る
えのきだけは根元を落とし、1cm幅に切る。玉ねぎは1cm角に切る。

3 炒めて煮る
フライパンにサラダ油を中火で熱し、えのきだけ、玉ねぎを入れて炒める。全体に油が回ったら、さばを加えてほぐしながら1分ほど炒める。カレー粉をふって炒め合わせ、全体になじんだらAを加える煮立ったら弱火にし、ときどき混ぜながら3分ほど煮る。

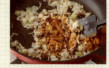

5 仕上げる
耐熱ボウルに豆腐を大まかにちぎって入れ、ふんわりとラップをかぶせて電子レンジで1分ほど加熱し、水けをきる。器に豆腐を盛ってカレーをかけ、万能ねぎを散らす。

オリーブ油マヨ

キャベツとコーンのコールスロー

材料（1人分）　　糖1.0g　塩9.3g　**107kcal**

キャベツ（せん切り・市販品）	50g
ホールコーン（冷凍）	大さじ1（10g）
B　オリーブ油、酢	各大さじ1/2
マヨネーズ	小さじ1
塩	ひとつまみ
粗びき黒こしょう	少々

2 コーンをもどす
コーンはざるに入れ、流水をかけて水けをきる。

4 あえる
ボウルにキャベツ、コーンを入れ、Bを加えてあえる。

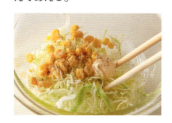

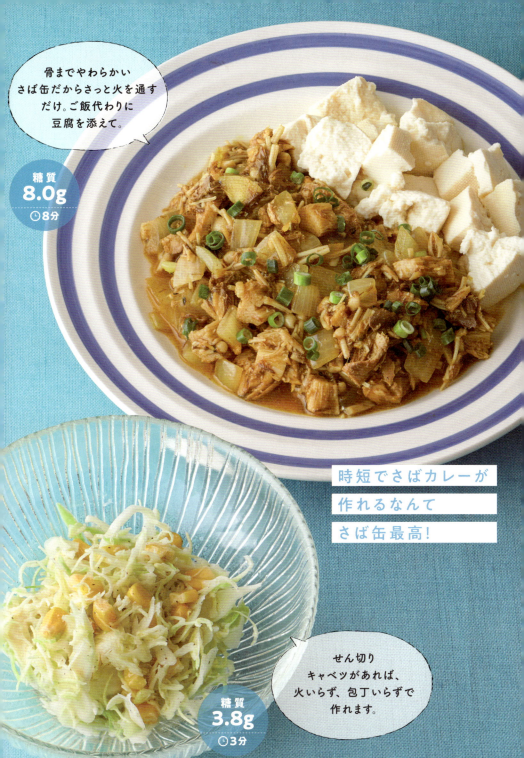

魚介 / さば缶

さば缶の野菜炒め献立

TOTAL 糖質 10.2g
⏱ 9分

さば缶の野菜炒め

材料（1人分）　た32.0g 脂27.4g **421kcal**

- さばの水煮缶 ……………… 1/2缶（100g）
- キャベツ ……………………… 大2枚（120g）
- パプリカ（赤）………………… 1/4個（40g）
- ピザ用チーズ ……………………………… 40g
- オリーブ油 ………………………… 大さじ1/2
- A ┌ 塩 …………………………………… 小さじ1/4
　　└ 粗びき黒こしょう ……………………… 少々

作り方

2　材料を切る
キャベツは3cm角に切る。パプリカは横に1cm幅に切る。

3　炒める
フライパンにオリーブ油を中火で熱し、キャベツ、パプリカを入れて1分ほど炒める。全体に油が回ったら、さばを加えてほぐしながら炒め合わせる。

4　チーズをのせて焼く
フライパン全体に具を広げ、**A**をふってピザ用チーズをのせる。ふたをして弱火で2分ほど蒸し焼きにする。

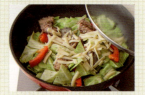

豚肉とたけのこのみそ汁

材料（1人分）　た10.0g 脂7.7g **130kcal**

- 豚ひき肉 …………………………………… 40g
- たけのこ（水煮）………………………… 40g
- B ┌ 水 …………………………………… 3/4カップ
　　└ みそ ………………………………… 大さじ2/3
- 万能ねぎ（小口切り）………………………… 少々

1　たけのこを切る
たけのこは、5mm幅のいちょう切りにする。

5　電子レンジで加熱する
耐熱の器にひき肉、**B**を入れて混ぜ、たけのこを加える。ふんわりとラップをかぶせ、電子レンジで2分ほど加熱する。万能ねぎを散らす。

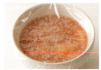

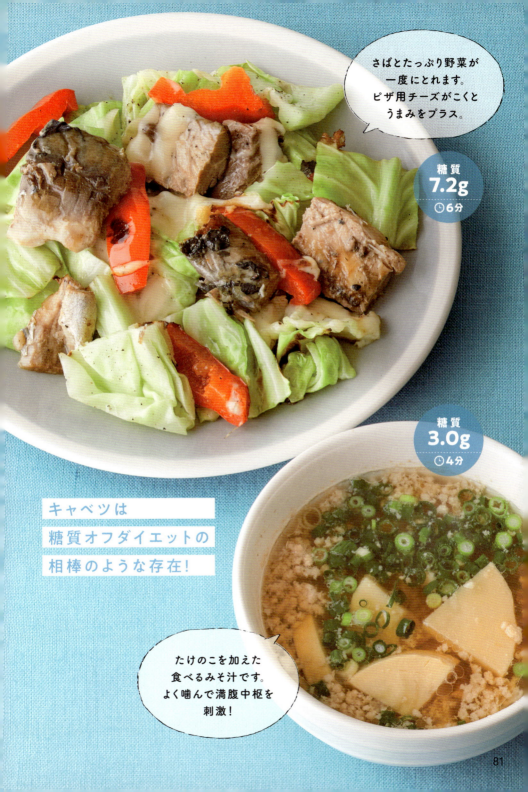

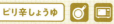

とろとろマーボー献立

TOTAL 糖質 **9.7g**
⏱ 10分

とろとろマーボー
ピリ辛しょうゆ

材料（1人分） た17.5g 塩17.0g **254kcal**

木綿豆腐	1/3丁（100g）
豚ひき肉	50g
なめこ	50g
長ねぎ（小口切り・市販品）	大さじ3
ごま油	小さじ1
豆板醤	小さじ1/2
A　おろししょうが	小さじ1/2
水	1/2カップ
しょうゆ	大さじ2/3
砂糖	ひとつまみ
こしょう	少々
長ねぎ（小口切り・仕上げ用）	少々

作り方

2 炒める

なめこはざるに入れ、流水でさっと洗う。フライパンにごま油を中火で熱し、ひき肉、長ねぎを入れて炒める。ひき肉の色が変わったら豆板醤を加えて炒め合わせる。

3 煮る

フライパンになめこ、Aを加える。煮立ったら弱火にし、ふたをして5分ほど煮る。

5 豆腐を電子レンジで加熱する

耐熱の器に豆腐をのせ、ラップをかぶせずに電子レンジで1分ほど加熱する。あんを周りにかけ、長ねぎをのせる。

アボカドの塩昆布マヨ
塩昆布マヨ

材料（1人分） た4.0g 塩18.5g **200kcal**

水菜	1/4束（50g）
アボカド	1/2個（50g）
B　塩昆布	大さじ1
マヨネーズ	大さじ1
しょうゆ	小さじ1

1 材料を切る

水菜は3cm長さに切る。アボカドは種を取り除き、皮をむいて5mm幅に切る。器に水菜を敷き、アボカドを盛る。

4 仕上げる

アボカドに混ぜたBをかける。

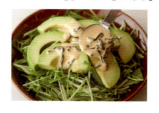

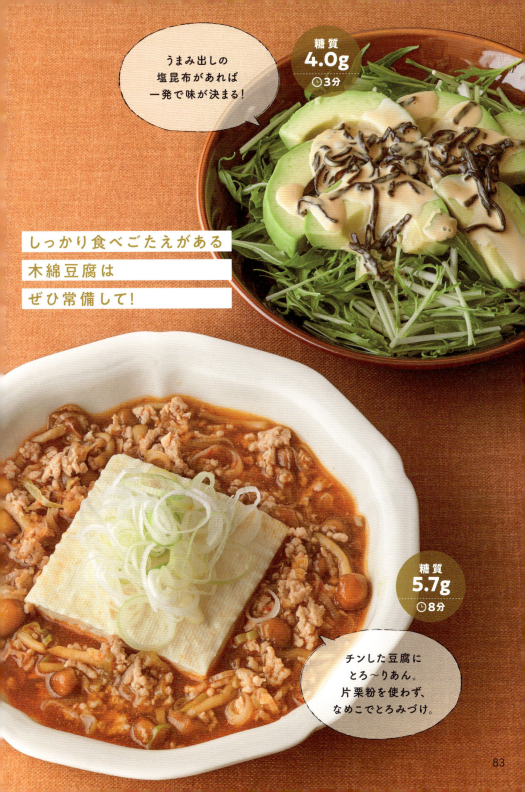

うまみ出しの塩昆布があれば一発で味が決まる!

糖質 4.0g
3分

しっかり食べごたえがある木綿豆腐はぜひ常備して!

糖質 5.7g
8分

チンした豆腐にとろ〜りあん。片栗粉を使わず、なめこでとろみづけ。

大豆製品 — 豆腐

セロリチャンプルー献立

TOTAL 糖質 6.2g / 9分

おかか塩
セロリチャンプルー

材料（1人分） た15.3g 脂14.0g **212kcal**

木綿豆腐	1/3丁（100g）
卵	1個
セロリ	1本（80g）
サラダ油	小さじ1
A ┌ 塩	小さじ1/4
└ こしょう	少々
セロリの葉	3〜4枚
削り節	1/2袋（2g）

作り方

2 セロリを切る
セロリは筋を取り除き、5mm幅の斜め切りにする。卵はボウルに溶きほぐす。

4 豆腐、セロリを炒める
フライパンにサラダ油を中火で熱し、豆腐を大まかにくずしながら入れて1分ほど炒める。セロリを加えて1〜2分炒め合わせる。

5 卵を加える
全体に油が回ったらAをふる。溶き卵を加えて全体を混ぜながら炒め、セロリの葉をちぎって加える。器に盛って削り節をのせる。

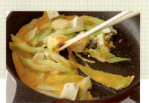

梅マヨ
小松菜のかんたん梅白あえ

材料（1人分） た3.8g 脂10.9g **138kcal**

小松菜	1/5束（40g）
おからパウダー	大さじ2
B ┌ 豆乳	大さじ3
│ 梅肉	小さじ1
│ マヨネーズ	大さじ1
└ 塩	ひとつまみ

1 小松菜を切る
小松菜は3cm長さに切る。

3 電子レンジで加熱する
耐熱ボウルにBを入れて混ぜ、おからパウダー、小松菜を加える。ふんわりとラップをかぶせ、電子レンジで3分ほど加熱する。

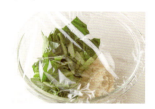

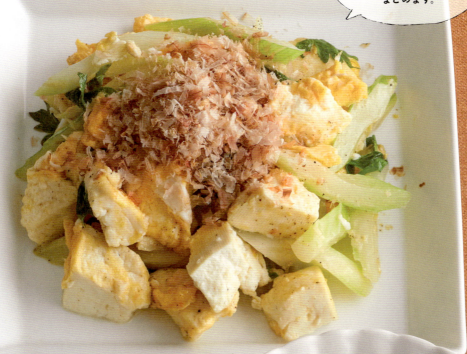

糖質 **3.3g**
⏱5分

セロリを使って歯ごたえと香りをプラス。ふんわり卵でおいしくまとめます。

ほっとやさしい味が恋しくなったら作ってみて!

おからパウダーなら、チンするだけでなめらかな口当たり。マヨネーズでこくを出します。

糖質 **2.9g**
⏱4分

大豆製品 / 厚揚げ

厚揚げのキムチ煮献立

TOTAL 糖質 12.1g
⏱ 10分

キムチ

厚揚げのキムチ煮

材料（1人分）　た21.8g 脂23.8g **347kcal**

- 厚揚げ………………………… 1枚（150g）
- しめじ………………………… 1パック（100g）
- 長ねぎ………………………… 10cm（30g）
- 白菜キムチ…………………… 70g
- A ┌ 水 ……………………… 1/2カップ
    └ しょうゆ、ごま油 ……… 各大さじ1/2
- 万能ねぎ（小口切り）………… 少々

作り方

2 材料を切る

厚揚げは縦半分に切り、5mm幅に切る。しめじは石づきを切り落としてほぐす。長ねぎは縦半分に切り、薄い斜め切りにする。

3 電子レンジで加熱する

耐熱ボウルにAを入れて混ぜ、キムチ、厚揚げ、しめじ、長ねぎを加えてよく混ぜる。ふんわりとラップをかぶせて電子レンジで4分ほど加熱する。

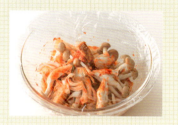

5 仕上げる

器に盛り、万能ねぎを散らす。

コンソメ

ブロッコリーとソーセージのスープ

材料（1人分）　た8.2g 脂11.8g **163kcal**

- ブロッコリー………………… 1/4株（60g）
- ウインナソーセージ………… 2本（40g）
- にんじん……………………… 1/5本（30g）
- B ┌ 水 ……………………… 3/4カップ
　 ├ 洋風スープのもと（顆粒）… 小さじ1/2
    └ 塩、こしょう …………… 各少々

1 材料を切る

ブロッコリーは小房に切り分け、大きなものはさらに縦半分に切る。ソーセージは斜め3等分に切る。にんじんは皮をむき、薄い半月切りにする。合わせて鍋に入れる。

4 煮る

鍋にBを加えて中火にかけ、煮立ったら3分ほど煮る。器に盛り、好みで粗びき黒こしょうをふる。

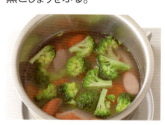

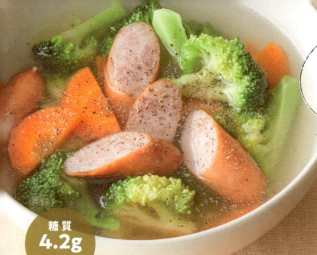

材料を一気に
鍋に入れて3分煮るだけ。
朝食にもおすすめの
具だくさんスープ。

糖質 **4.2g**
5分

ピリ辛の煮ものと
スープで体を温めて
新陳代謝アップ！

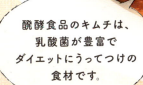

醗酵食品のキムチは、
乳酸菌が豊富で
ダイエットにうってつけの
食材です。

糖質 **7.9g**
8分

大豆製品 厚揚げ

厚揚げの肉巻き献立

TOTAL 糖質 **9.6g**
⏱ 9分

厚揚げの肉巻き
[塩]

材料（1人分）　た19.0g　脂27.5g　**347kcal**

厚揚げ	小1枚（100g）
豚しゃぶしゃぶ用肉	4枚（40g）
青じそ	4枚
カット野菜（レタス、パプリカなど・市販品）	30g
A ┌ 塩	小さじ1/4
└ こしょう	少々
サラダ油	小さじ1
マヨネーズ	大さじ1/2

作り方

1 厚揚げ、青じそを豚肉で巻く

厚揚げは4等分に切り、青じそは軸を切り落とす。厚揚げに青じそを等分に巻いて、豚肉でさらに巻き、**A**をふる。

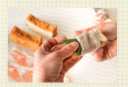

4 焼く

フライパンにサラダ油を中火で熱し、豚肉の巻き終わりを下にして入れ、1分ほど焼く。返しながら全体を焼き、器に盛ってカット野菜、マヨネーズを添える。

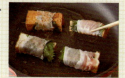

キャベツと卵のおかか風味
[おかかしょうゆ]

材料（1人分）　た10.3g　脂5.9g　**134kcal**

キャベツ	2枚（100g）
卵	1個
削り節	1/2袋（2g）
B ┌ 水	大さじ1
├ しょうゆ	大さじ1/2
└ みりん	小さじ1

2 材料を混ぜる

キャベツは1cm幅に切って耐熱ボウルに入れ、卵を割り入れる。削り節の半量、**B**を加えて全体をよく混ぜる。

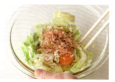

3 電子レンジで加熱する

耐熱ボウルにふんわりとラップをかぶせ、電子レンジで3分ほど加熱する。

5 仕上げる

全体を混ぜて器に盛り、残りの削り節をふる。

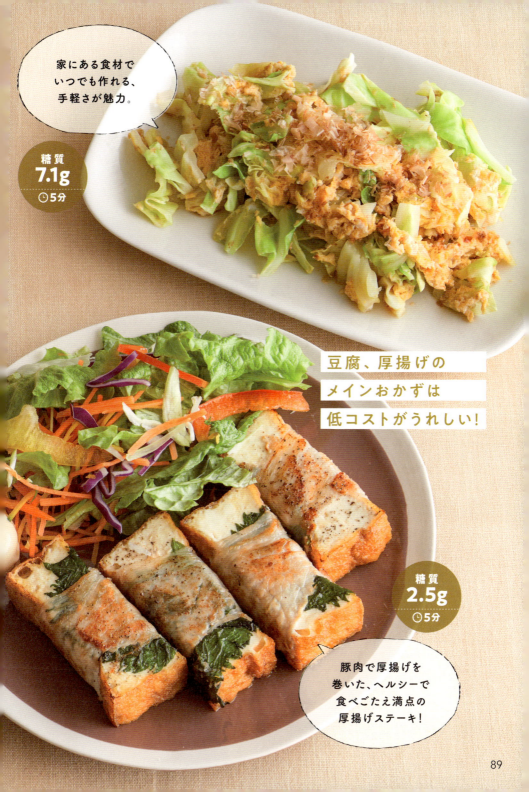

家にある食材でいつでも作れる、手軽さが魅力。

糖質 7.1g
5分

豆腐、厚揚げのメインおかずは低コストがうれしい!

糖質 2.5g
5分

豚肉で厚揚げを巻いた、ヘルシーで食べごたえ満点の厚揚げステーキ!

大豆製品 — 厚揚げ

厚揚げのラザニア風献立

TOTAL 糖質 7.3g
⏱ 10分

クリーム 厚揚げのラザニア風

材料（1人分）　た26.2g 鉄47.8g **569kcal**

- 厚揚げ ……………………………… 1枚（150g）
- ピーマン …………………………… 1個（30g）
- ロースハム ………………………… 1枚（15g）
- ピザ用チーズ ……………………… 20g
- A ┌ 生クリーム、豆乳 ……………… 各1/4カップ
　 │ 塩 ……………………………… 小さじ1/3
　 └ こしょう ……………………… 少々

作り方

2 材料を切る
厚揚げは厚さを半分に切り、ハムをはさむ。ピーマンは縦半分に切ってへたと種を取り除き、乱切りにする。

3 電子レンジで加熱する
耐熱容器に厚揚げ、ピーマンを入れてよく混ぜたAを加え、ピザ用チーズを散らす。ラップをかぶせずに電子レンジで2分ほど加熱する。

5 オーブントースターで焼く
オーブントースターに耐熱容器を入れ、チーズが溶けるまで5分ほど焼く。好みで粗びきこしょうをふる。

オリーブ油塩 たことトマトのマリネ

材料（1人分）　た11.3g 鉄6.5g **120kcal**

- ゆでだこの足 ……………………… 50g
- セロリ ……………………………… 1/2本（50g）
- セロリの葉 ………………………… 2枚
- プチトマト ………………………… 2個（20g）
- B ┌ オリーブ油 …………………… 大さじ1/2
　 │ 塩 ……………………………… 小さじ1/4
　 └ 粗びき黒こしょう、クミンパウダー … 各少々

1 材料を切る
セロリは筋を取って薄切りにし、葉は粗く刻む。プチトマトはへたを取り除いて縦4等分に切る。たこは1〜2cm幅に切る。合わせてボウルに入れる。

4 あえる
ボウルにBを加えてあえる。

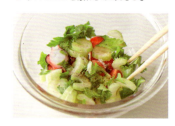

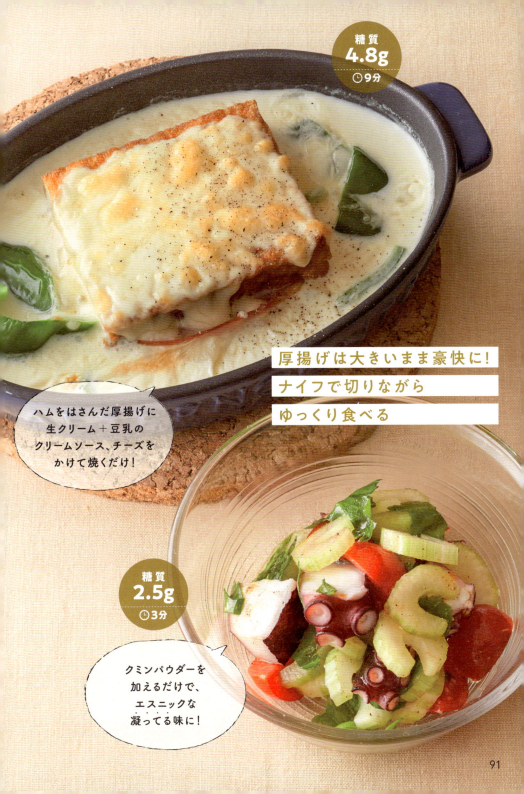

糖質 4.8g
9分

厚揚げは大きいまま豪快に!
ナイフで切りながら
ゆっくり食べる

ハムをはさんだ厚揚げに
生クリーム＋豆乳の
クリームソース、チーズを
かけて焼くだけ!

糖質 2.5g
3分

クミンパウダーを
加えるだけで、
エスニックな
凝ってる味に!

続けることが大事！

体重記録シート　年　月　日（　）〜　年　月　日（　）

(1カ月で) 短期目標：－　　　kg　　**(1年で) 長期目標：－　　　kg**

日付	/	/	/	/	/	/	/	/	/	/	/	/	/	/
体重（kg）														
スタート時の体重	+1 0 -1 -2 -3 -4 -5 -6 -7 -8 -9 -10													
体脂肪（%）														
歩数														
目標														
メモ														

日付	/	/	/	/	/	/	/	/	/	/	/	/	/	/
体重（kg）														
スタート時の体重	+1 0 -1 -2 -3 -4 -5 -6 -7 -8 -9 -10													
体脂肪（%）														
歩数														
目標														
メモ														

☆ コピーしてお使いください。140％拡大するとA4サイズになります　　☆ 日付は休日に○をつけておきましょう
☆ 目標には「階段を使う」「20分歩く」など、行動の目標を書きましょう
☆ メモには「飲み会」「カラオケ」など、その日にあったことを書きましょう

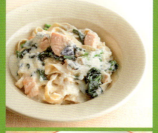
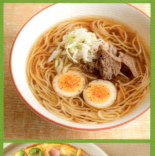
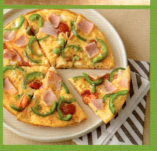

Part 2

栄養、ボリューム満点 10分 ワンディッシュ

1品でも栄養バランスがよく、
食べごたえも満点の料理を紹介します。
低糖質の麺を使ったパスタや
ラーメンなどの麺料理ほか、
鍋料理や低糖質のピザ、お好み焼き、
具だくさんスープまで盛りだくさん。
時間がないときや、
2品作るのが面倒なときにもおすすめです。

チーズ

ソーセージのカルボナーラ

材料（1人分）
糖29.1g 脂24.9g **431kcal**

低糖質パスタ（大豆平麺〈冷凍〉）	1袋（80g）
ウインナソーセージ	2本（40g）
卵	1個
A ┌ 粉チーズ	大さじ2
├ 豆乳（無調整）	大さじ2
└ 塩	小さじ1/4
粗びき黒こしょう	少々

1 ソーセージを切り、卵を溶く
ソーセージは斜め半分に切る。大きめのボウルに卵を溶きほぐし、Aを加えて混ぜる。

2 パスタ、ソーセージをゆでる
鍋にたっぷりの湯を沸かし、パスタ、ソーセージを入れて袋の表示どおりの時間ゆでる。

3 あえる
パスタ、ソーセージをざるに上げて水けをきり、卵のボウルに加えてあえる。器に盛り、粗びき黒こしょうをふる。

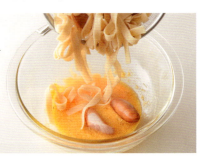

パスタの余熱で卵にちょうどよく火が入る！

おいしく糖質オフ！

低糖質パスタが続々発売

大豆やこんにゃくを主原料にした、低糖質のパスタが注目を集めています。丸麺のほか、フェトチーネのような食感の平麺も。含まれている糖質量やゆで時間は、商品によって異なります。スーパーマーケットやネットショップで購入可能。好みのものを使って。

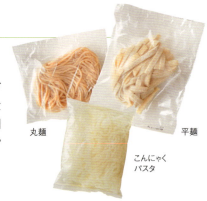

丸麺　平麺　こんにゃくパスタ

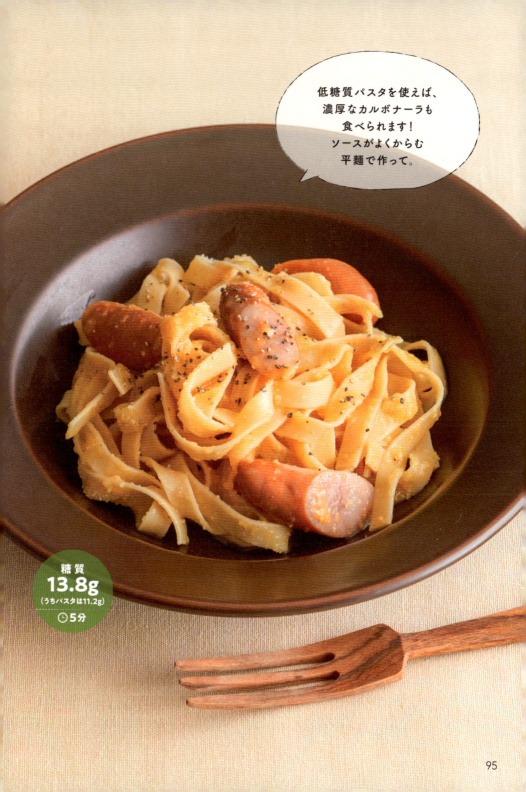

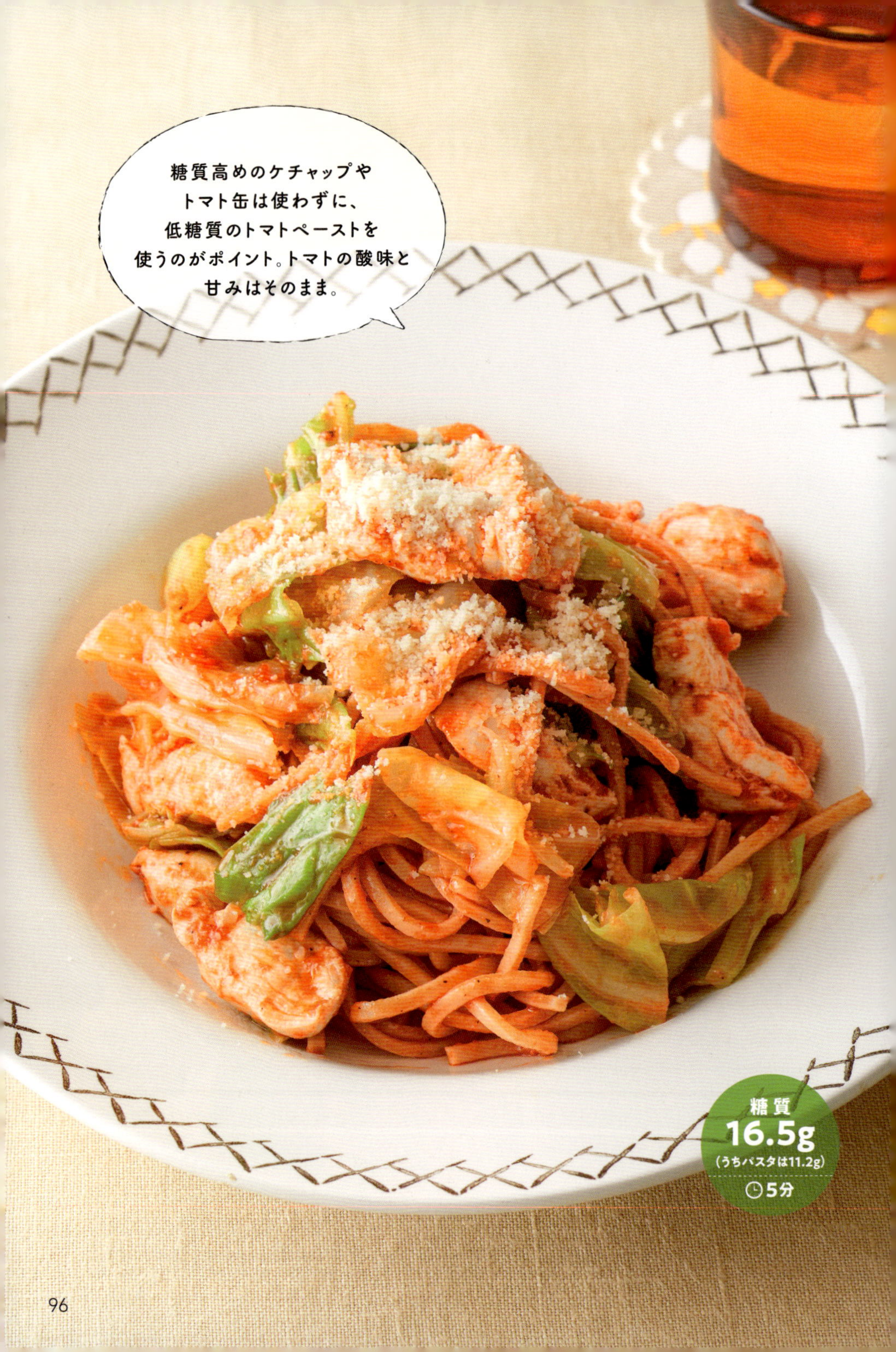

> 糖質高めのケチャップや
> トマト缶は使わずに、
> 低糖質のトマトペーストを
> 使うのがポイント。トマトの酸味と
> 甘みはそのまま。

糖質
16.5g
(うちパスタは11.2g)
⏱5分

トマトチーズ

チキンとキャベツのトマトパスタ

材料(1人分)
糖40.6g 脂11.2g **369kcal**

低糖質パスタ（大豆丸麺〈冷凍〉→ P94）	1袋(80g)
鶏ささ身	2本(120g)
キャベツ	大1枚(60g)
粉チーズ	小さじ1
A トマトペースト	大さじ1
オリーブ油	大さじ1/2
塩	小さじ1/3
こしょう	少々

1 材料を切り、ソースを作る

キャベツは3cm角に切る。ささ身は1cm幅のそぎ切りにする。大きめのボウルに**A**を入れて混ぜる。

2 パスタ、キャベツ、ささ身をゆでる

鍋にたっぷりの湯を沸かし、パスタ、キャベツ、ささ身を入れて袋の表示どおりの時間ゆでる。

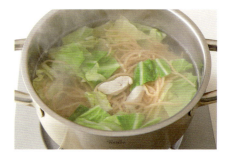

3 あえる

パスタ、キャベツ、ささ身をざるに上げて水けをきり、ソースのボウルに加えてあえる。器に盛り、粉チーズをふる。

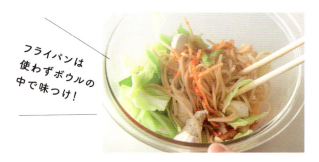

フライパンは使わずボウルの中で味つけ！

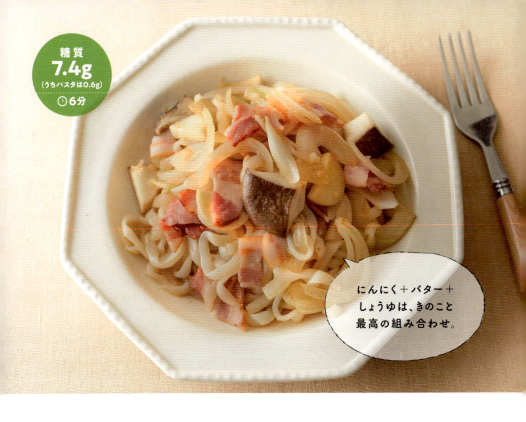

糖質 **7.4g** (うちパスタは0.6g) ⏱**6分**

にんにく＋バター＋しょうゆは、きのこと最高の組み合わせ。

バターじょうゆ 🍳 バターじょうゆきのこパスタ

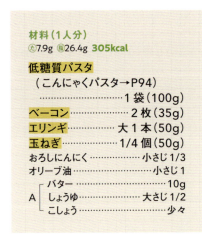

材料（1人分）
🧈7.9g 🍚26.4g **305kcal**

低糖質パスタ
（こんにゃくパスタ→P94）
　　……………………1袋（100g）
ベーコン……………2枚（35g）
エリンギ……………大1本（50g）
玉ねぎ………………1/4個（50g）
おろしにんにく………小さじ1/3
オリーブ油……………小さじ1
　┌バター………………………10g
A│しょうゆ…………………大さじ1/2
　└こしょう……………………少々

1 材料を切り、パスタを洗う

エリンギは縦半分に切り、1cm幅に切る。玉ねぎは縦に薄切りにする。ベーコンは1cm幅に切る。パスタはざるに入れて水洗いをし、水けをきる。

2 炒める

フライパンにオリーブ油を中火で熱し、エリンギ、玉ねぎ、ベーコン、にんにくを入れて2分ほど炒め、パスタを加えて1分ほど炒める。Aを加えて炒め合わせる。

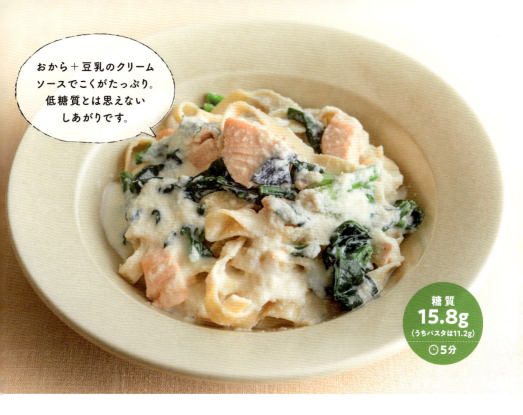

おから＋豆乳のクリームソースでこくがたっぷり。低糖質とは思えないしあがりです。

糖質
15.8g
(うちパスタは11.2g)
⏱5分

クリーム ## サーモンのクリームパスタ

材料（1人分）
🔥34.0g 🍳18.3g **419kcal**

低糖質パスタ
　（大豆平麺〈冷凍〉→P94）
　　　　　　　‥‥‥‥ 1袋（80g）
生鮭の切り身 ‥‥‥‥ 1切れ（70g）
ほうれん草 ‥‥‥‥ 1/3束（70g）
A ┌ 豆乳 ‥‥‥‥‥‥‥‥ 120ml
　│ おから（生）‥‥‥‥‥‥ 30g
　│ バター ‥‥‥‥‥‥‥‥ 10g
　│ 塩 ‥‥‥‥‥‥‥ 小さじ 1/3
　└ こしょう ‥‥‥‥‥‥‥ 少々

1 材料を切る

ほうれん草は3cm長さに切る。鮭は、6等分に切る。

2 パスタ、ほうれん草、鮭をゆでる

鍋にたっぷりの湯を沸かし、パスタ、1を入れて袋の表示どおりの時間ゆで、ざるに上げて水けをきる。

3 ソースをからめる

フライパンにAを中火で熱し、混ぜる。ふつふつとしてきたら、2を加えて手早くからめる。

本格激うましょうゆラーメン

材料（1人分）
糖27.7g 麺9.0g **251kcal**

- 糖質0麺（丸麺→P103）
  ……1玉（180g）
- 牛すね肉やわらか煮
  （しょうゆ味→P129）……60g
- 味つけ卵（ピリ辛しょうゆ→P132）
  ……1個
- A ┌ 牛すね肉やわらか煮の煮汁
  │ （しょうゆ味→P129）…1カップ
  │ 水 ……1/2カップ
  └ 塩 ……小さじ1/4
- 長ねぎ ……10cm
- 粗びき黒こしょう ……少々

1 麺の水けをきり、材料を切る
ざるに麺を入れ、水けをきる。卵は半分に切る。長ねぎは縦半分に切って薄い斜め切りにする。

2 スープを作る
鍋にAを入れ、中火で温める。麺を加えてさっと煮る。

＼スープの味を見ながら塩を加えて！／

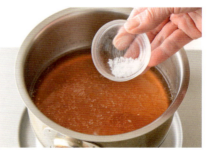

3 仕上げる
器に麺を煮汁ごと盛り、温めて食べやすく切った牛すね肉、卵、長ねぎをのせて粗びき黒こしょうをふる。

おいしく糖質オフ！

スープ、具の代わりに
スープは、ひき肉となすのピリ辛担々麺（→P103）と同じものを使ってもおいしく作れます。肉や卵は市販の焼き豚とゆで卵でもOK！

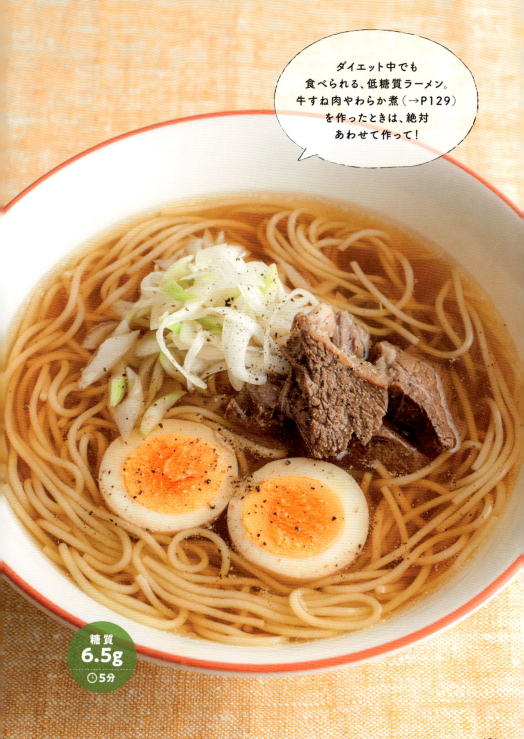

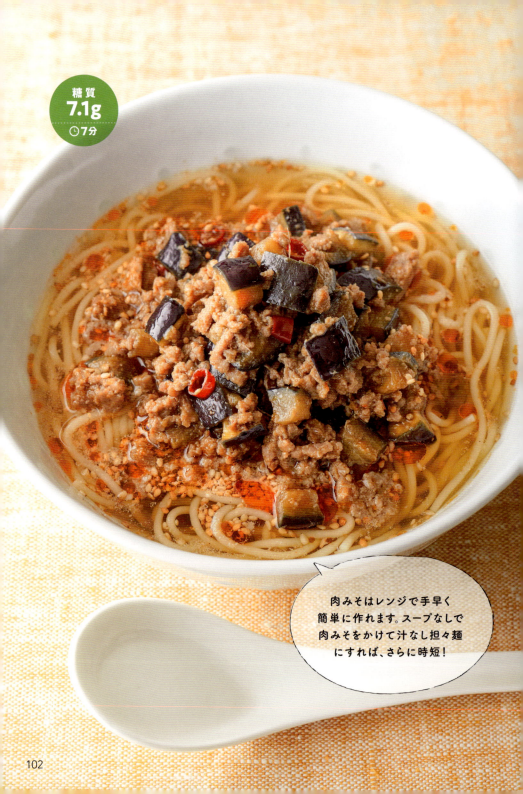

ピリ辛みそしょうゆ

ひき肉となすのピリ辛担々麺

材料（1人分）
糖質19.9g 塩分24.1g 350kcal

糖質0麺（丸麺）	1玉（180g）
豚ひき肉	80g
なす	75g
A　おろししょうが	小さじ1/2
赤唐辛子（小口切り）	少々
しょうゆ、みそ	各大さじ1/2
豆板醤	小さじ1/2
水	1と1/2カップ
B　白すりごま	大さじ1
鶏ガラスープのもと	小さじ1
しょうゆ	大さじ1
ごま油	小さじ1
ラー油	小さじ1/2

おいしく糖質オフ！

糖質0麺

おからパウダー、こんにゃく粉が主原料。丸麺、平麺などがあり、水けをきるだけで簡単に調理ができます。コシがあり、のびにくいのが特徴。コンビニやスーパーマーケットで、購入可能です。

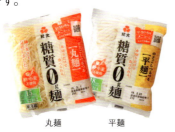

丸麺　　平麺

1 肉みその材料を混ぜる

なすはへたを切り落として1cm角に切る。耐熱ボウルにひき肉、なす、Aを入れ、スプーンでよく混ぜる。

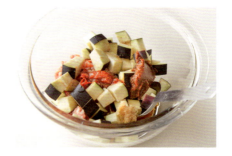

2 電子レンジで加熱する

ボウルにふんわりとラップをかぶせ、電子レンジで4分ほど加熱する。ラップをかぶせたままにしておく。

具はレンチンで完成！

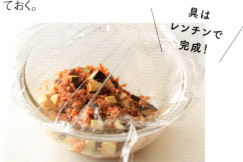

3 スープを作って麺を温める

ざるに麺を入れて水けをきる。鍋に分量の水を入れて中火にかけ、煮立ったらBを加えて混ぜる。麺を加えてさっと煮、煮汁ごと器に盛る。2をのせ、ラー油を回しかける。

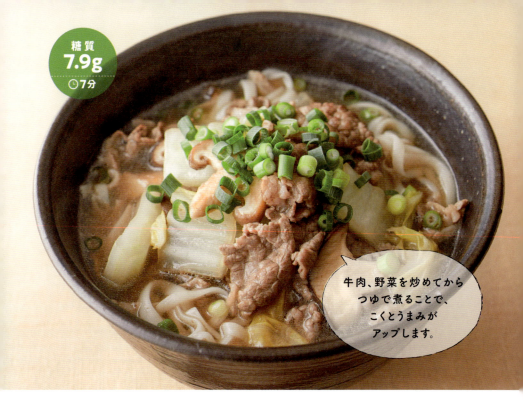

牛肉、野菜を炒めてから
つゆで煮ることで、
こくとうまみが
アップします。

しょうがじょうゆ ボリューム肉うどん

材料（1人分）
たん19.4g 脂17.6g **292kcal**

糖質0麺（平麺→P103）	1玉(180g)
牛切り落とし肉	80g
白菜	100g
生しいたけ	2枚(35g)
サラダ油	小さじ1
A おろししょうが	小さじ1/2
だし汁	1と1/2カップ
しょうゆ	大さじ2/3
みりん	小さじ1
万能ねぎ（小口切り）	少々

1 材料を切る
白菜は2cm角に切る。しいたけは石づきを切り落とし、薄切りにする。

2 炒める
フライパンにサラダ油を中火で熱し、牛肉を入れて炒める。牛肉の色が変わったら、白菜、しいたけを加えて炒め合わせる。

3 煮て仕上げる
2にAを加えて混ぜる。煮立ったら弱火にし、ふたをして3分ほど煮る。ざるに麺を入れて水けをきり、フライパンに加えて温める。器に盛り、万能ねぎを散らす。

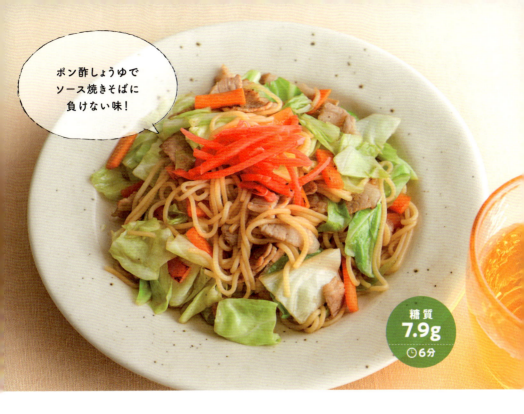

> ポン酢しょうゆで
> ソース焼きそばに
> 負けない味！

糖質 **7.9g**
⏱ 6分

ポン酢しょうゆ 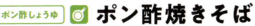 ## ポン酢焼きそば

材料（1人分）
🧂14.8g 🍚33.0g **416kcal**

糖質0麺（丸麺→P103）	1玉（180g）
豚バラ薄切り肉	60g
キャベツ	小2枚（80g）
にんじん	30g
ごま油	大さじ1/2
A[ポン酢しょうゆ（市販）	大さじ2
塩、こしょう	各少々
紅しょうがの細切り	10g

1 材料を切り、麺の水けをきる

キャベツは2～3cm角に切る。にんじんは皮をむき、細切りにする。豚肉は2cm幅に切る。ざるに麺を入れ、水けをきる。

2 炒めて仕上げる

フライパンにごま油を中火で熱し、豚肉を入れて炒める。豚肉の色が変わったら、キャベツ、にんじんを入れて炒め合わせる。麺を加えて2分ほど炒め合わせる。**A**を加えて炒め合わせ、器に盛って紅しょうがをのせる。

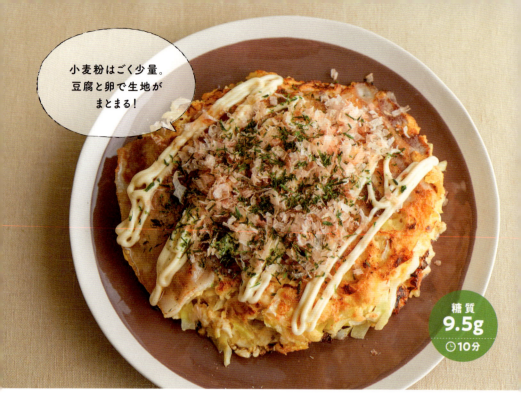

小麦粉はごく少量。
豆腐と卵で生地が
まとまる！

糖質
9.5g
⏱10分

しょうゆマヨネーズ

ふわふわ豆腐お好み焼き

材料（1人分）
🥩29.3g 🍚39.1g **529kcal**

- 豚バラ薄切り肉 ……… 4枚（50g）
- キャベツ ……… 小2枚（80g）
- 卵 ……… 1個
- 木綿豆腐 ……… 1/2丁（150g）
- A ｛ 削り節 ……… 1/2袋（2g）
  　　小麦粉 ……… 大さじ1/2
  　　塩 ……… 小さじ1/4
- しょうゆ ……… 大さじ1/2
- マヨネーズ ……… 大さじ1
- 削り節 ……… 1/2袋（2g）
- 青のり粉 ……… 少々

1 キャベツを切り、生地を作る

キャベツはせん切りにする。ボウルに卵を割り入れて豆腐をくずしながら加え、Aを加えてさらに混ぜる。キャベツを加えてさらに混ぜる。

2 焼いて仕上げる

フライパンに豚肉を広げて入れて中火で熱し、その上に1を丸く広げて入れる。ふたをして5分ほど焼く。返してさらに2分ほど焼き、器に盛る。しょうゆを塗り、マヨネーズを絞って削り節、青のりをふる。

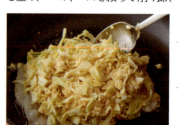

ふたをして5分
返して2分！

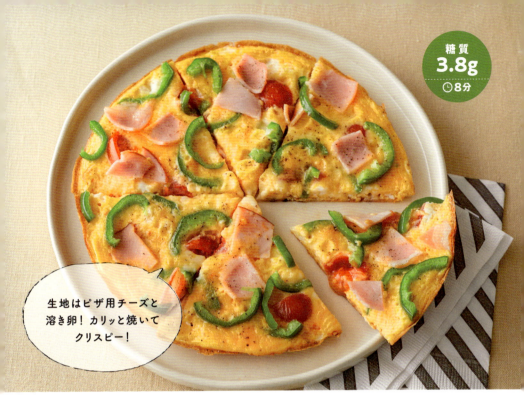

> 糖質 3.8g
> ⏱ 8分

> 生地はピザ用チーズと溶き卵！カリッと焼いてクリスピー！

チーズ チー玉生地のワザありピザ

材料（1人分）
🅟 28.0g 🅔 26.5g 380kcal

ロースハム	1枚（15g）
ピーマン	1個（40g）
プチトマト	3個（30g）
卵	2個
ピザ用チーズ	50g

おいしく糖質オフ！
食べ方アレンジ
具を生ハムとベビーリーフにしてサラダピザに。

1 材料を切る

ピーマンは縦半分に切ってへたと種を取り除き、横に薄切りにする。プチトマトはへたを取り除いて縦4等分に切る。ハムは縦、横4等分に切る。

2 焼いて仕上げる

ボウルに卵を溶きほぐす。フライパンにチーズを広げて入れ、中火にかける。チーズが溶けてふつふつとしたら、溶き卵を流し入れる。1を散らし、5分ほど弱火で焼く。

> チーズが溶けてから卵！

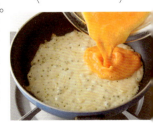

トマト

たらと豆腐のイタリアン鍋

材料（1人分）
24.4g 19.9g **257kcal**

- 生だら（切り身）……1切れ（80g）
- 木綿豆腐……1/3丁（100g）
- キャベツ……小3枚（120g）
- しめじ……1/2パック（50g）

A
- 水……1と1/2カップ
- トマトペースト……大さじ1
- おろしにんにく……小さじ1/3
- 白ワイン……大さじ1
- オリーブ油……大さじ1/2
- 塩……小さじ1/2
- こしょう……少々

1 材料を切る

キャベツは3cm角に切る。しめじは石づきを切り落としてほぐす。豆腐は4等分に切る。たらは水けをふき、4等分に切る。

2 煮る

土鍋にAを順に入れて混ぜ、1を加える。煮立ったら弱火にし、ふたをして3分ほど煮る。

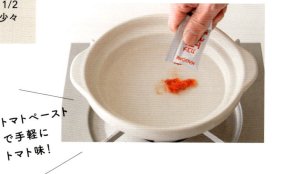

トマトペーストで手軽にトマト味！

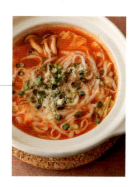

おいしく糖質オフ！

〆に糖質0麺を入れても

残ったスープに水けをきった糖質0麺（平麺→P103）を入れて中火にかけ、温まったら、粉チーズ小さじ1、万能ねぎ（小口切り）をふります。濃厚な味わい。

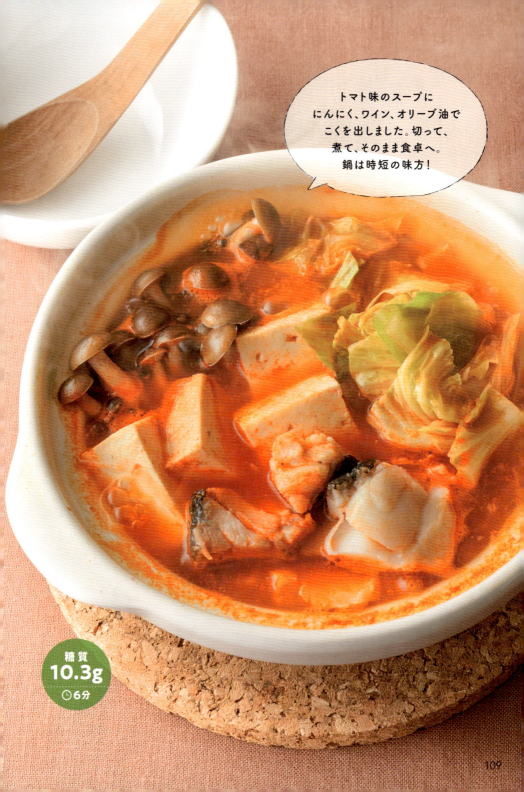

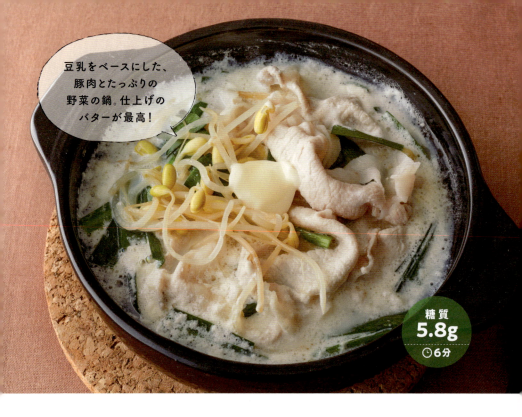

豆乳をベースにした、豚肉とたっぷりの野菜の鍋。仕上げのバターが最高!

糖質 5.8g
6分

塩バター 豚肉の塩バター豆乳鍋

材料(1人分)
塩33.2g 脂35.8g 507kcal

豚しゃぶしゃぶ用肉	100g
豆もやし	1/2袋(100g)
にら	1/3束(30g)
豆乳	3/4カップ
A 水	1カップ
鶏ガラスープのもと(顆粒)	小さじ1
塩	小さじ1/3
バター	10g

1 豆もやしを洗い、にらを切る

豆もやしはざるに入れて水洗いをし、水けをきる。にらは3cm長さに切る。

2 豚肉、豆もやしを煮る

土鍋にAを入れて中火にかける。煮立ったら豚肉を加え、弱火にして煮る。豚肉の色が変わったらあくを取り除き、豆もやしを加えてふたをして2分ほど煮る。

3 仕上げる

豆乳、にらを加えて混ぜ、煮立つ直前に火からおろしてバターをのせる。

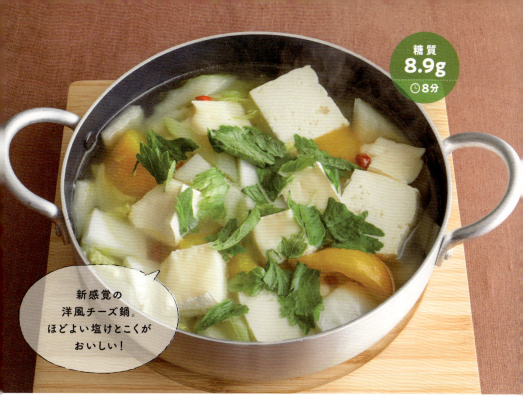

新感覚の洋風チーズ鍋。ほどよい塩けとこくがおいしい!

糖質 8.9g
8分

[チーズ] 豆腐と野菜のカマンベールチーズ鍋

材料(1人分)
19.7g 25.3g 366kcal

- 木綿豆腐 ……………… 1/3丁(100g)
- パプリカ(黄) ………… 1/4個(40g)
- セロリ ………………… 1本(80g)
- セロリの葉 …………… 少々
- 白菜 …………………… 80g
- カマンベールチーズ
   ……………………… 1/2個(60g)
- A
  - 赤唐辛子(小口切り) … 少々
  - おろしにんにく ……… 小さじ1/2
  - 水 …………………… 1と1/2カップ
  - 白ワイン …………… 大さじ1
  - オリーブ油 ………… 大さじ1/2
  - 鶏ガラスープのもと(顆粒)、塩
   ……………………… 各小さじ1/2

1 材料を切る
パプリカは4等分に切る。セロリは筋を取り除いて1cm幅の斜め切りにし、葉は手でちぎる。白菜は2〜3cm角に切る。豆腐、チーズはそれぞれ4等分に切る。

2 煮る
土鍋にAを入れて中火で熱し、煮立ったらパプリカ、セロリ、白菜、豆腐を加える。再び煮立ったら弱火にし、ふたをして4分ほど煮る。

3 仕上げる
チーズ、セロリの葉を加えてさっと温める。

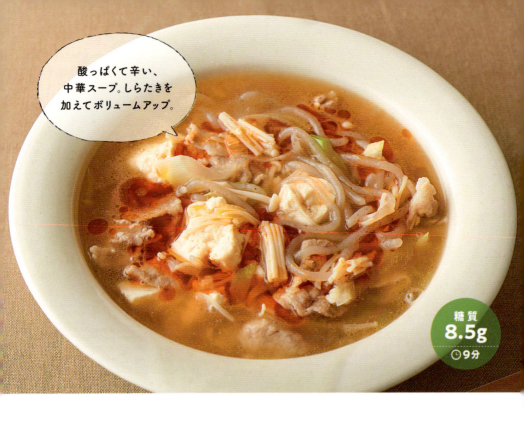

酸っぱくて辛い、中華スープ。しらたきを加えてボリュームアップ。

糖質 8.5g
⏱9分

ピリ辛酢じょうゆ　サンラータン麺

材料（1人分）
塩20.5g　脂20.2g　317kcal

- 豚こま切れ肉 …… 60g
- 木綿豆腐 …… 1/3丁（100g）
- えのきだけ …… 1/2袋（40g）
- 長ねぎ …… 5cm（15g）
- しらたき（アク抜き済み） …… 1袋（80g）
- ごま油 …… 小さじ1
- A
  - おろししょうが …… 小さじ1/2
  - 水 …… 1と1/2カップ
  - しょうゆ …… 大さじ2/3
  - みりん …… 小さじ1
  - 鶏ガラスープのもと（顆粒） …… 小さじ1/2
- 酢 …… 大さじ1
- ラー油 …… 小さじ1/2

1 材料を切る

えのきだけは根元を切り落とし、3等分に切る。長ねぎは縦半分に切って薄い斜め切りにする。しらたきは食べやすい長さに切る。

2 炒めて煮る

フライパンにごま油を中火で熱し、豚肉を入れて炒める。豚肉の色が変わったら、Aを加えて混ぜる。煮立ったら、えのきだけ、長ねぎ、しらたきを加え、豆腐を手でちぎりながら加える。煮立ったら弱火にし、ふたをして5分ほど煮る。酢を加えて混ぜ、器に盛ってラー油をかける。

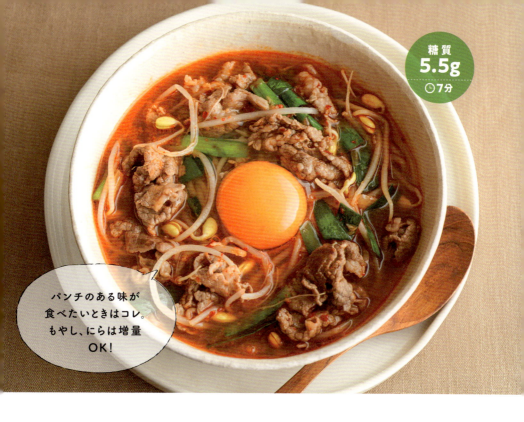

糖質 5.5g
7分

パンチのある味が食べたいときはコレ。もやし、にらは増量OK！

`キムチにんにく`

食べるユッケジャンスープ

材料（1人分）
24.3g 21.2g 338kcal

牛切り落とし肉	60g
卵	1個
豆もやし	1/2袋（100g）
にら	1/3束（30g）
白菜キムチ	50g
ごま油	小さじ1
A　おろしにんにく	小さじ1/3
水	1と1/2カップ
しょうゆ	大さじ1/2
鶏ガラスープのもと（顆粒）	小さじ1/2

1 豆もやしを洗い、にらを切る

豆もやしはざるに入れて水洗いをし、水けをきる。にらは3cm長さに切る。

2 炒めて煮る

フライパンにごま油を中火で熱し、牛肉を入れて炒める。牛肉の色が変わったら、キムチ、Aを加える。煮立ったら豆もやしを加えて弱火にし、ふたをして4分ほど煮る。にらを加えてさっと煮、器に盛って卵を割り落とす。

まとめて調理→ストックで、いつでも+1品

使い切り野菜おかず

もやし1袋で

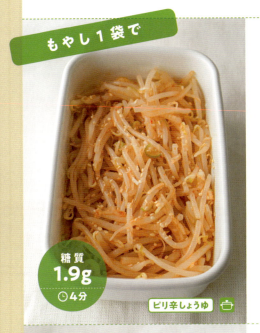

糖質 **1.9g**
4分
ピリ辛しょうゆ

しゃっきりとした歯ごたえを残してゆでます。

もやしの ピリ辛ナムル

材料(3食分)　糖1.9g　脂4.6g　**59kcal**

もやし	……………………	1袋(200g)
長ねぎ	……………………	5cm(15g)
A	白いりごま ………………	大さじ1/2
	しょうゆ、ごま油 …………	各大さじ1
	豆板醤 ……………………	小さじ1/2

① もやしはざるに入れて水洗いをし、水けをきる。長ねぎはみじん切りにする。
② 鍋にたっぷりの湯を沸かしてもやしを入れ、1分ほどゆでてざるに上げ、水けをきる。
③ ボウルにAを入れて混ぜ、②、長ねぎを加えてあえる。

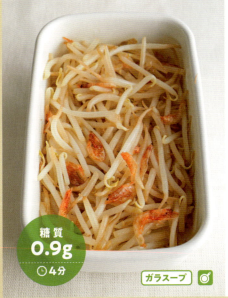

糖質 **0.9g**
4分
ガラスープ

桜えびと鶏ガラスープで、うま味。

もやしと桜えびの 塩炒め

材料(3食分)　糖2.0g　脂2.1g　**32kcal**

もやし	……………………	1袋(200g)
桜えび(乾燥)	…………………	大さじ2
ごま油	……………………	大さじ1/2
A	塩 …………………………	小さじ1/3
	鶏ガラスープのもと(顆粒) …	ひとつまみ
	こしょう …………………	少々

① もやしはざるに入れて水洗いをし、水けをきる。
② フライパンにごま油を中火で熱し、①、桜えびを入れて2分ほど炒める。
③ 全体に油が回ったら、Aを加えて炒め合わせる。

低糖質の定番野菜4種で。1袋、1株、1束を使い切って料理しておけば、「もう1品欲しいな」というときに便利です。

＊栄養価はすべて1食分。＊保存はすべて冷蔵庫で3日。

みりんでほんのり甘い、THE和食。
もやしと厚揚げの甘辛煮

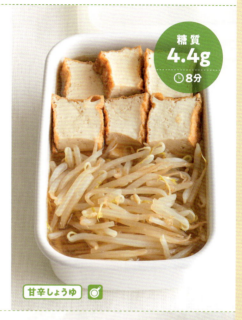

糖質 **4.4g** / 8分

材料（3食分）　塩8.9g　脂7.6g　**129kcal**

- もやし ……………………………… 1袋(200g)
- 厚揚げ ……………………………… 1枚(200g)
- A ┌ だし汁 …………………………… 1カップ
　　└ しょうゆ、みりん ……………… 各大さじ1

① もやしはざるに入れて水洗いをし、水けをきる。厚揚げは6等分に切る。

② フライパンにA、厚揚げを入れて中火にかける。煮立ったら弱火にし、ふたをして5分ほど煮る。

③ ②にもやしを加え、ふたをして2分ほど煮る。

［甘辛しょうゆ］

和風・洋風メニュー、どちらにもマッチ。
もやしとハムのスープ煮

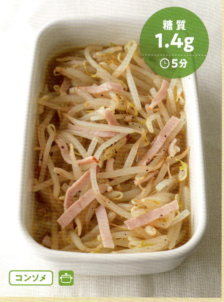

糖質 **1.4g** / 5分

材料（3食分）　塩2.9g　脂4.2g　**56kcal**

- もやし ……………………………… 1袋(200g)
- ロースハム ………………………… 2枚(30g)
- A ┌ 水 ………………………………… 1カップ
　　│ 洋風スープのもと（顆粒）……… 小さじ1
　　│ 塩 ………………………………… 小さじ1/3
　　└ 粗びき黒こしょう ……………… 少々
- バター ……………………………… 10g

① もやしはざるに入れて水洗いをし、水けをきる。ハムは3等分に切って細切りにする。

② 鍋にAを入れて中火にかけ、煮立ったら①を加えて2分ほど煮る。バターを加えて混ぜる。

［コンソメ］

ブロッコリー1株で

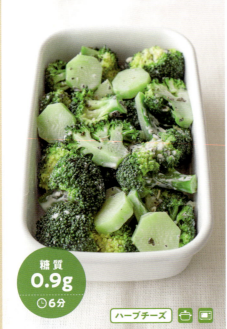

糖質 0.9g
6分
ハーブチーズ

クリームチーズのこく、ハーブの豊かな香り。
ブロッコリーのハーブチーズあえ

材料（4食分） た3.9g 脂7.8g **96kcal**

ブロッコリー	1株（250g）
クリームチーズ	3個（54g）
A　オレガノ（乾燥）	小さじ1/2
オリーブ油	大さじ1
塩	小さじ1/3
こしょう	少々

1. ブロッコリーは小房に切り分け、大きなものは縦半分に切る。茎は皮をむいて3mm幅に切る。
2. 鍋に湯を沸かし、①を入れて2分ほどゆで、水けをきる。
3. 耐熱ボウルにクリームチーズを入れ、ラップをかぶせずに電子レンジで20秒ほど加熱して混ぜる。**A**を加えて混ぜ、②を加えてあえる。

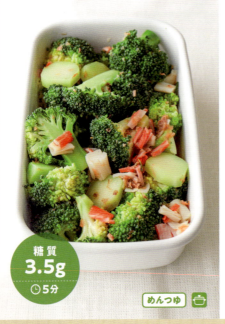

糖質 3.5g
5分
めんつゆ

かにかまがいい味出してる。
ブロッコリーとかにかまのめんつゆびたし

材料（4食分） た4.4g 脂0.4g **40kcal**

ブロッコリー	1株（250g）
かに風味かまぼこ	4本（40g）
A　水	大さじ5
めんつゆ（3倍濃縮タイプ）	大さじ2

1. ブロッコリーは小房に切り分け、大きなものは縦半分に切る。茎は皮をむいて3mm幅に切る。
2. 鍋に湯を沸かし、①を入れて2分ほどゆで、水けをきる。
3. ボウルに**A**を入れて混ぜ、②、1cm幅に切ったかにかまを加えてあえる。

食べるときに、粉チーズをふってチンしても。

ブロッコリーの
ピリ辛アンチョビ炒め

糖質 0.8g
6分

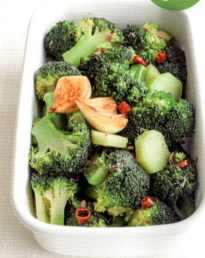

材料（4食分）	脂4.3g 塩3.8g **60kcal**
ブロッコリー	1株（250g）
にんにく	1かけ
アンチョビ（フィレ）	25g
赤唐辛子（小口切り）	1本分
オリーブ油	大さじ1
こしょう	少々

① ブロッコリーは小房に切り分け、大きなものは縦半分に切る。茎は皮をむいて3mm幅に切る。にんにくは半分に切り、アンチョビは粗く刻む。

② フライパンにブロッコリー、水1/4カップ（分量外）を入れ、ふたをして中火にかける。煮立ったら2分ほど蒸しゆでにし、ふたを取って混ぜながら水分を飛ばす。

③ ②にオリーブ油、にんにく、アンチョビ、赤唐辛子を加えて2分ほど炒め、こしょうをふる。

ピリ辛にんにく

たっぷりのすりごまで香ばしく。

ブロッコリーの
ごまマヨあえ

糖質 1.5g
5分

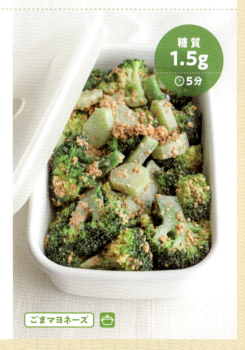

材料（4食分）	脂4.1g 塩7.3g **93kcal**
ブロッコリー	1株（250g）
A ┌ 白すりごま	大さじ3
│ マヨネーズ	大さじ2
└ しょうゆ	大さじ1

① ブロッコリーは小房に切り分け、大きなものは縦半分に切る。茎は皮をむいて3mm幅に切る。

② 鍋に湯を沸かし、①を入れて2分ほどゆで、水けをきる。

③ ボウルにAを入れて混ぜ、②を加えてあえる。

ごまマヨネーズ

キャベツ1/2個で

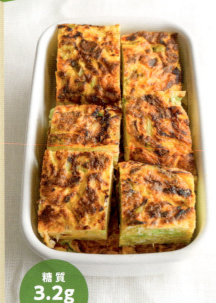

糖質 3.2g
10分

ベーコンが入った、洋風卵焼き。
キャベツとベーコンのふわふわ卵焼き

材料（4食分）	11.4g 15.6g **207kcal**
キャベツ	1/2個（350g）
卵	5個
ベーコン	3枚（60g）
A ┌ 塩	小さじ1/3
└ こしょう	少々
オリーブ油	大さじ1

① キャベツはせん切りにする。ベーコンは3mm幅に切る。

② ボウルに卵を溶きほぐし、Aを加えて混ぜ、①を加えて混ぜる。

③ 直径20cmのフライパンにオリーブ油を中火で熱し、②を流し入れ、菜箸で大きく混ぜながら形を整え、ふたをして弱火で7〜8分焼く。皿などをかぶせて返し、フライパンに戻して弱火で4〜5分焼く。食べやすい大きさに切る。

塩

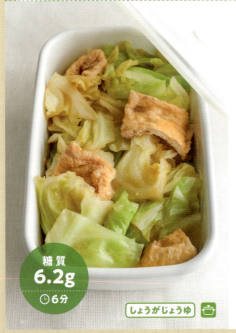

糖質 6.2g
6分
しょうがじょうゆ

しょうがの香りがすがすがしい。
キャベツと油揚げのしょうが煮

材料（4食分）	8.5g 10.5g **163kcal**
キャベツ	1/2個（350g）
油揚げ	1枚（120g）
A ┌ おろししょうが	小さじ1
│ 水	1カップ
│ しょうゆ	大さじ1
└ みりん	大さじ1と1/2

① キャベツは3cm角に切る。油揚げは縦半分に切り、4等分に切る。

② 鍋に油揚げ、Aを入れて中火にかける。煮立ったらキャベツを加える。再び煮立ったら弱火にし、ふたをして4分ほど煮る。

クミンを加えて奥深い味に。
キャベツとしめじの
カレー炒め

材料（4食分）	た2.0g 脂3.4g **57kcal**
キャベツ	1/2個（350g）
しめじ	1パック（100g）
おろしにんにく	小さじ1/2
オリーブ油	大さじ1
A ┌ 塩	小さじ1/2
└ こしょう	少々
B ┌ カレー粉	大さじ1/2
└ クミンパウダー	少々

① キャベツは3〜4cm角に切る。しめじは石づきを切り落としてほぐす。

② フライパンにオリーブ油を中火で熱し、しめじ、にんにくを入れて炒める。キャベツを加えて炒め合わせ、水大さじ2（分量外）をふってAを加える。ふたをして3分ほど蒸し焼きにする。Bを加えてさっと炒め合わせる。

糖質 **3.8g** ⏱5分

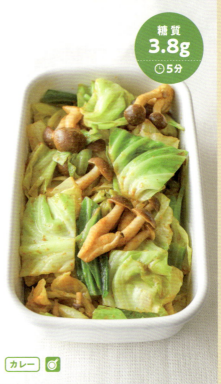

カレー

塩昆布のうまみと塩けが、あとを引く。
キャベツの
和風コールスロー

材料（4食分）	た3.3g 脂0.3g **32kcal**
キャベツ	1/2個（350g）
A ┌ 塩昆布	15g
│ 削り節	2袋（8g）
└ 塩、こしょう	各少々

① キャベツはせん切りにする。

② ボウルに①、Aを入れ、よく混ぜる。10分ほどおくとしんなりとする。

糖質 **3.9g** ⏱4分

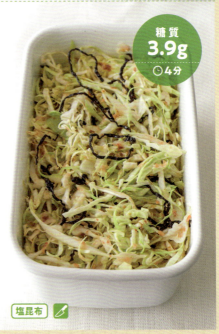

塩昆布

ほうれん草1束で

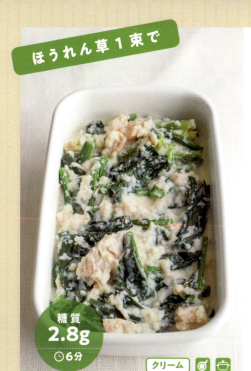

糖質 2.8g
⏱6分
クリーム

豆乳とおからで煮るから、やさしい口当たり。
ほうれん草と
ツナのクリーム煮

材料（3食分）　た9.6g 糖7.6g **136kcal**

ほうれん草	1束（200g）
ツナ缶（油漬け）	小1缶（70g）
A 豆乳	1カップ
おから（生）	80g
塩	小さじ1/3
こしょう	少々

❶ ほうれん草は根元に十文字の切り目を入れて洗い、熱湯で1〜2分ゆでる。水にとって冷まし、水けを絞って3cm長さに切る。

❷ フライパンにAを入れ、ツナをほぐしながら加えて中火にかける。煮立つ直前に①を入れ、再び煮立つ直前に火を止める。

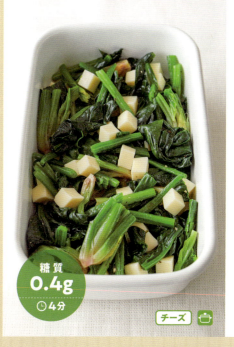

糖質 0.4g
⏱4分
チーズ

チーズでこくをプラス。
ほうれん草とチーズの
洋風ナムル

材料（3食分）　た5.3g 糖8.6g **107kcal**

ほうれん草	1束（200g）
プロセスチーズ	3枚（50g）
A オリーブ油	大さじ1
塩	小さじ1/3
こしょう	少々

❶ ほうれん草は根元に十文字の切り目を入れて洗い、熱湯で1〜2分ゆでる。水にとって冷まし、水けを絞って3cm長さに切る。チーズは5mm角に切る。

❷ ボウルに①を入れ、Aを加えてあえる。

誰もが好きな、超定番レシピ。
ほうれん草とコーンの
バターじょうゆ

糖質 3.4g
4分

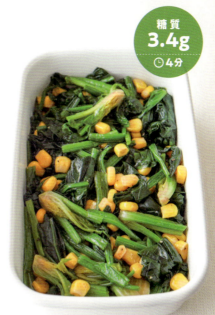

材料（3食分）	た2.3g 塩5.9g **82kcal**
ほうれん草	1束（200g）
ホールコーン（冷凍）	50g
バター	20g
しょうゆ	大さじ2/3

① ほうれん草は根元に十文字の切り目を入れて洗い、熱湯で1〜2分ゆでる。水にとって冷まし、水けを絞って3cm長さに切る。

② フライパンにバターを中火で熱し、①、コーンを入れて1〜2分炒める。全体にバターが回ったら、しょうゆを加えて炒め合わせる。

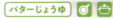

市販のめんつゆ＋しょうがで本格味。
ほうれん草とえのきの
めんつゆおひたし

糖質 4.2g
4分

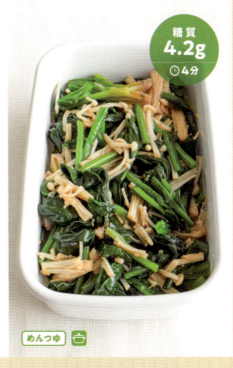

材料（3食分）	た2.8g 塩0.3g **34kcal**
ほうれん草	1束（200g）
えのきだけ	1袋（80g）
A おろししょうが	小さじ1
水	大さじ5
めんつゆ（3倍濃縮タイプ）	大さじ2

① ほうれん草は根元に十文字の切り目を入れて洗い、3cm長さに切る。えのきだけは根元を切り落とし、2cm長さに切る。

② 鍋にたっぷりの湯を沸かし、①を入れて2分ほどゆで、ざるに上げて水けをきる。

③ ボウルにAを入れて混ぜ、②を加えてあえる。

> もっと知りたい！

糖質オフダイエット Q&A

糖質オフを続けていくと出てくる疑問があります。前川医師に聞きました。

> 気長にダイエットを続けましょう！

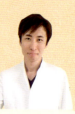

Q なかなか体重が落ちません。
A 停滞期は誰にも来ます。あきらめないで続けましょう。

体重が減らない「停滞期」は気分も落ち込み、ヤケになってしまいたくなりますよね。ひとりで乗り切るのが辛いときは、SNSを活用したり、気のおけない友人や家族に相談してはいかがでしょう。また、毎日の体重記録や食事内容を見直すことで、体重が落ちたときの理由に気づけることもあります。

糖質オフダイエットをすると体重は増減を繰り返しながら、必ず徐々に減っていきます。あきらめずに目標を達成しましょう。

Q 糖質さえ控えれば、いくら食べてもいい？
A 食べ過ぎはカロリーオーバーに。病気の心配にも。

糖質をとり過ぎていないからといって、肉ばっかり食べたり、油たっぷりのこってりとした料理ばかりを食べたり、単純に量を食べ過ぎたりしてはカロリーオーバーです。摂取カロリーが消費カロリーを上回れば、太ってしまうのです。

また、必要以上にたんぱく質や脂質をとると、体に悪影響を及ぼす可能性がないとは言えません。

Q 目標体重になったあとは？
A 体重が増えないように注意しながら食べましょう。

目標体重になったからといって、以前の食事と同じ内容に戻せば、必ず太ってしまいます。これではせっかくの努力が台無しです。

ご飯はダイエット前に戻さず、少量に。夕食のご飯は極力とらないようにしてください。そして、体重計にのって体重の増減をチェックする習慣は継続しましょう。太らないように注意しながら、糖質の摂取量をほどほどにすることが大事です。

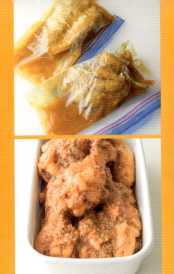
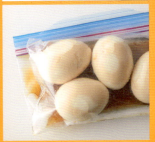

Part 3

あると便利!
作りおき
たんぱく質
おかず

ちょっとしたゆとり時間を利用して、
作れるたんぱく質のおかずです。
大人気のサラダチキンや、牛すね肉やわらか煮、
手羽元のこくうま煮、味つけ卵。
それぞれ味つけのバリエーションも
紹介しているので、
好みや気分でチョイスしてください。
メインおかずとして食べてもいいし、
ワインのおつまみやサラダのトッピングにも。
手作りすれば、安価だし、
添加物もないから安心です。

サラダチキン

*栄養価はすべて1食分。 *冷ます時間は除く。
*保存は冷蔵庫で5日間、冷凍で3週間。

コンビニで大人気！ やせやすい体作りに欠かせない、高たんぱくで低カロリーなおかず。
自宅で超かんたんに作れます。ナチュラルだし、安いし、最高！
いろんなフレーバーを作って、楽しくダイエットを続けましょう。

プレーン

くり返し食べてもあきない、さっぱりとした味わい。アレンジもしやすい！

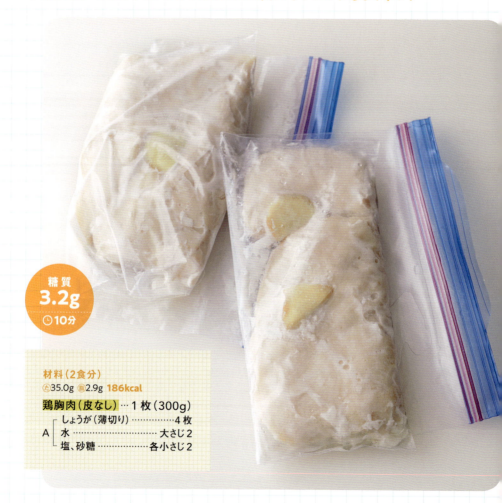

糖質 3.2g
⏱10分

材料（2食分）
🧂35.0g 🛢2.9g **186kcal**

鶏胸肉（皮なし）…1枚（300g）
A ┌ しょうが（薄切り）…………4枚
  │ 水 ……………………………大さじ2
  └ 塩、砂糖 …………………各小さじ2

1 調味料をまぶしつける

鶏肉は半分のそぎ切りにし、フォークで数カ所刺す。密封袋2枚にそれぞれ入れ、Aを半量ずつ加えてもみ込む。口を閉じ、冷蔵庫に入れて一晩おく。

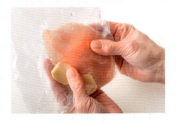

2 ゆでる

鍋にたっぷりの水を入れて1を加え、水面から飛び出さないように沈めて中火にかける。沸騰したらふたをして、弱火で3分ほどゆでる。湯につけたまま30分ほど冷まして水けをふく。

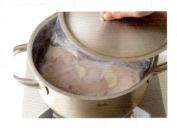

食べ方

☑ **レンジで温めて。**

☑ **サラダやあえものの具に。**

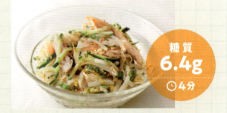

糖質 **6.4g** ⏱4分

【ごま油しょうゆ】

サラダチキンともやしの中華サラダ

材料(1食分) ㋜38.4g 10.9g **289kcal**

① サラダチキン1食分は食べやすくほぐす。

② もやし1/2袋(100g)は熱湯で1分ほどゆでて水けをきる。きゅうり1/2本(50g)はせん切りにする。

③ ボウルに白いりごま大さじ1/2、酢、ごま油各大さじ1/2、しょうゆ小さじ1を混ぜ、①、②を加えてあえる。

☑ **切って炒めものやスープに。**

ささ身で作ってもOK!

鶏胸肉が手に入らなかったときは、ささ身で作っても。ささ身6本(300g)は同様に下味をつけて調理をします。半量ずつ密封袋に入れて保存を。

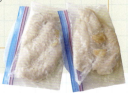

豆板醤＋少量の砂糖で本格中華味。

ピリ辛しょうゆ

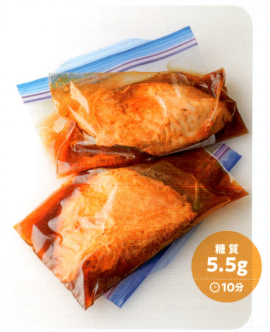

糖質 5.5g
⏱10分

材料（2食分）
🔥36.5g 🧂3.0g **203kcal**

鶏胸肉（皮なし）……1枚（300g）
A ┌ しょうゆ…………………大さじ2
　└ 豆板醤、砂糖…………各小さじ2

● 作り方はプレーンと同様（→P125）

☑ 青梗菜や小松菜などの
　青菜と炒めても。

豊かな香り
深い味わいが
魅力！

ハーブ&スパイス

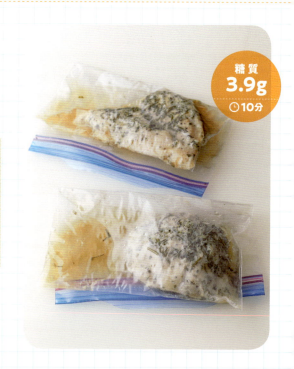

糖質 3.9g
⏱10分

材料（2食分）
🔥35.1g 🧂3.0g **191kcal**

鶏胸肉（皮なし）……1枚（300g）
　┌ オレガノ、ローズマリー（各乾燥）
　│　各小さじ1/2
A │ 水………………………大さじ2
　│ 塩、砂糖………………各小さじ2
　└ 粗びき黒こしょう………小さじ1/2

● 作り方はプレーンと同様（→P125）

☑ レタスやトマト、セロリなどの
　洋風生野菜とサラダに。

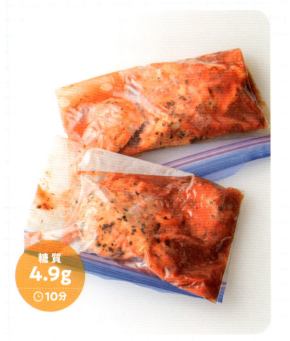

手軽に
イタリアンな
味が楽しめる！

バジルトマト

材料（2食分）
た35.4g 糖2.9g **195kcal**

鶏胸肉（皮なし）……… 1枚（300g）
A ┌ バジル（乾燥）……… 小さじ1/2
  │ トマトペースト……… 大さじ1
  │ 水 ………………… 大さじ2
  └ 砂糖、塩 ………… 各小さじ2

● 作り方はプレーンと同様（→P125）

☑ 粉チーズやピザ用チーズを
　かけて焼いても。

糖質 **4.9g**　10分

スパイシーな
にんにく風味で
こくあり！

ガーリックカレー

材料（2食分）
た35.3g 糖3.1g **197kcal**

鶏胸肉（皮なし）……… 1枚（300g）
A ┌ おろしにんにく……… 小さじ1/2
  │ 水 ………………… 大さじ2
  └ カレー粉、塩、砂糖 …各小さじ2

● 作り方はプレーンと同様（→P125）

☑ もやしやなすと炒めても。

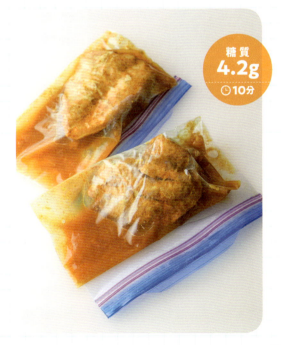

糖質 **4.2g**　10分

牛すね肉やわらか煮

＊栄養価はすべて1食分。
＊保存は冷蔵庫で5日間、冷凍で3週間。

安価な牛すね肉は、糖質オフダイエットにおすすめ。
牛肉そのもののうまみと、しっかりとした噛みごたえがあります。
ハードルが高そうに見えますが、実はコトコト煮るだけなのですごくかんたんです。

塩 シンプルな味つけだから、あきません。

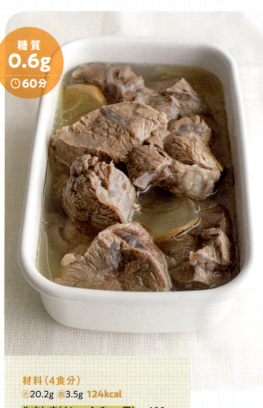

糖質 0.6g
⏱ 60分

1 牛すね肉をゆでこぼす

鍋に牛すね肉、かぶるくらいの水を入れて中火にかけ、沸騰したらそのまま5分ほどゆでる。ざるに上げて水けをきり、流水で洗ってアクを取り除く。

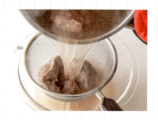

2 調味して煮る

鍋を洗って牛すね肉、Aを入れて中火にかける。煮立ったら弱火にし、ふたをして50分〜1時間煮る。冷ましてローリエ、赤唐辛子を取り除き、煮汁ごと密閉容器に入れる。

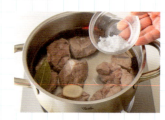

材料（4食分）
🥩 20.2g 🍚 3.5g **124kcal**

- 牛すね肉（カレー、シチュー用）… 400g
- A
  - しょうが（薄切り） ……… 2枚
  - ローリエ ………………… 1枚
  - 赤唐辛子 ………………… 1本
  - 水 ………………………… 4カップ
  - 酒 ………………………… 1/4カップ
  - 塩 ………………………… 小さじ2

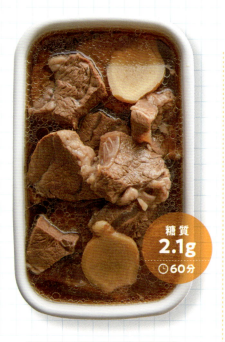

糖質 **2.1g**
⏱ 60分

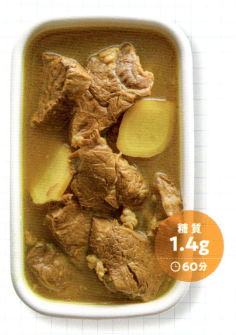

糖質 **1.4g**
⏱ 60分

しょうゆ

しょうがの風味がきいたさっぱり味。

材料（4食分）
🅟 21.3g 🅢 3.5g **134kcal**

牛すね肉（カレー、シチュー用）……400g
A ┌ しょうが（薄切り）……………… 2枚
　├ 長ねぎ（青い部分）……………15cm
　├ 水 ………………………………4カップ
　├ 酒 ………………………………1/4カップ
　└ しょうゆ ………………………1/4カップ

● 作り方は塩と同様（→P128）。
　保存するときに長ねぎを取り除く。

カレー

スパイシーでうまみ満点。

材料（4食分）
🅟 20.5g 🅢 3.9g **136kcal**

牛すね肉（カレー、シチュー用）……400g
A ┌ にんにく（皮つき）……………4カップ
　├ しょうが（薄切り）……………… 2枚
　├ 水 ………………………………4カップ
　├ 酒 ………………………………1/4カップ
　├ カレー粉 ………………………大さじ2
　└ 塩 ………………………………小さじ2

● 作り方は塩と同様（→P128）。
　保存するときにローリエを取り除く。

食べ方
- ☑ レンジで温めて。
- ☑ ほぐして野菜とサラダやあえものに。
- ☑ キャベツ、もやし、白菜などを加えて煮ものやスープに。

手羽元のこくうま煮

＊栄養価はすべて1食分。
＊保存は冷蔵庫で5日間、冷凍で3週間。

鍋に手羽元と調味料入れて、20分煮るだけ。
骨つき肉は見た目の満足感もあるし、
自然と食べるスピードがゆっくりになって満腹感が得られます。

甘辛じょうゆ　さっぱりとした甘味で食べやすい。

糖質 2.4g / 20分

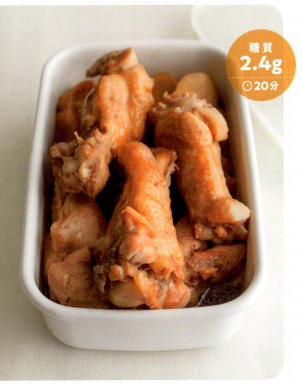

材料（4食分）
糖15.3g 脂10.3g **177kcal**

- 鶏手羽元 ……………… 8本
- A
  - しょうが（薄切り）…… 2枚
  - 水 …………………… 1カップ
  - 酒、しょうゆ ………… 各大さじ2
  - 砂糖 ………………… 大さじ1/2

煮る

鍋に鶏手羽元、Aを入れ、中火にかける。煮立ったら弱火にし、ふたをして20分ほど煮る。冷まして煮汁ごと密閉容器に入れる。

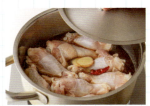

[食べ方]
- ☑ レンジで温めて。
- ☑ ほぐして野菜とサラダやあえものに。
- ☑ ほぐして葉野菜、青菜、ピーマンと炒めものに。

ごまみそ

すりごま+にんにくの香りがきいて、
うまみたっぷり。

材料（4食分）
(た)16.4g (塩)12.4g **200kcal**

鶏手羽元	8本
A	おろしにんにく……小さじ1 水……1カップ みそ……大さじ2 砂糖……大さじ1/2
白すりごま	大さじ2

● 作り方は甘辛じょうゆと同様（→P130）。
煮上がったら鍋にごまを加えて混ぜる。

糖質 **3.4g**
⏱ 20分

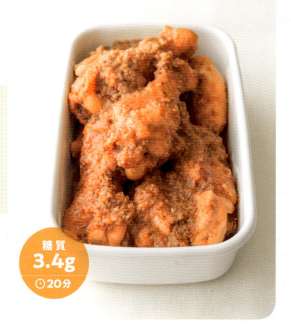

黒酢

黒酢の、こくのある
マイルドな酸味が絶妙！

材料（4食分）
(た)15.0g (塩)10.3g **169kcal**

| 鶏手羽元 | 8本 |
| A | しょうが（薄切り）……2枚
赤唐辛子……1本
水……1カップ
黒酢、しょうゆ……各大さじ2
砂糖……大さじ1/2 |

● 作り方は甘辛じょうゆと同様（→P130）。
保存するときに赤唐辛子を取り除く。

糖質 **2.3g**
⏱ 20分

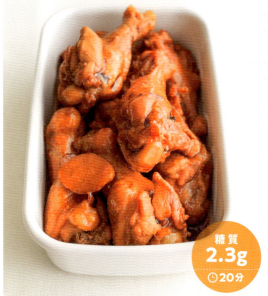

味つけ卵

＊栄養価はすべて1個分。　＊漬ける時間は除く。
＊保存は冷蔵庫で4日間。

小腹がすいたときにちょっとつまんだり、
サラダのトッピングなどにも重宝します。
味をつけておくと、ゆで卵よりも1～2日間、長めに保存できます。

ピリ辛しょうゆ
豆板醤のピリッとした辛みが刺激的。

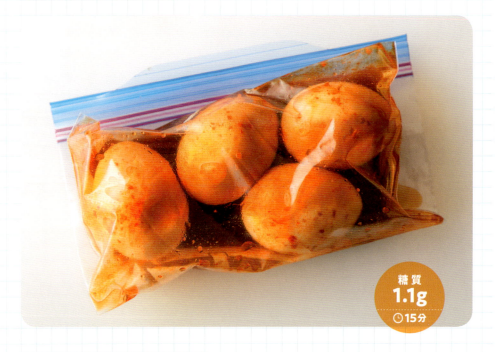

糖質 **1.1g**
15分

材料（4食分）
7.5g　5.7g **91kcal**

卵	4個
A	しょうゆ 大さじ2
	豆板醤 小さじ1

1 卵をゆでる
鍋に卵、かぶるくらいの水を入れ、沸騰するまで静かに転がす。沸騰したら弱火にし、10分ほどゆでる。冷水にとって冷まし、殻をむく。

2 つける
密封袋にAを入れて混ぜ、1を加えて2時間以上つける。

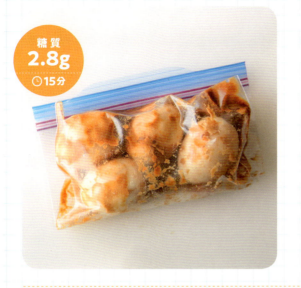

糖質 **2.8g**
⏱ 15分

しょうがみそ

しょうがの香りが、甘めのみそとマッチ。

材料（4食分）
た 8.0g 脂 6.3g **106kcal**

卵		4個
A	おろししょうが	大さじ2
	みそ	大さじ2
	砂糖	小さじ1/2

● 作り方はピリ辛しょうゆと同様（→P132）

ナンプラーごま油

ナンプラー＋ごま油のこくでしっかり味に。

材料（4食分）
た 7.7g 脂 8.7g **116kcal**

卵		4個
A	ナンプラー	大さじ2
	ごま油	大さじ1
	しょうゆ	小さじ1

● 作り方はピリ辛しょうゆと同様（→P132）

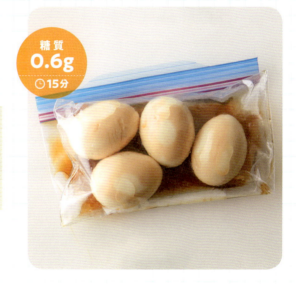

糖質 **0.6g**
⏱ 15分

食べ方
☑ そのまま食べる。
☑ 粗くつぶしてマヨネーズであえてアレンジタルタルソースに。
☑ 薄切り肉で巻いて焼き、肉巻き味玉に。

安心！おいしい！
手作りの糖質オフおやつ

がまんばかりではダイエットは続きません！
たまには低糖質の素材を使った手作りおやつで、自分にごほうびを。
気分をリフレッシュする効果もあります。

＊調理時間は冷やす時間を除く。

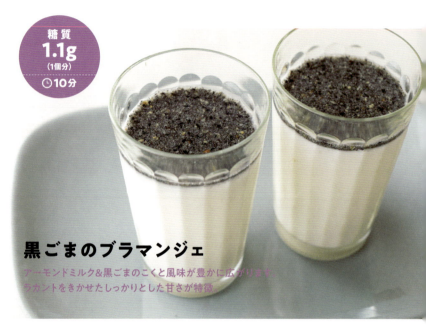

糖質 1.1g（1個分）
⏱ 10分

黒ごまのブラマンジェ

アーモンドミルク&黒ごまのこくと風味が豊かに広がります。
ラカントをきかせたしっかりとした甘さが特徴

材料（容量120mlのグラス4個分）
糖 2.1g 脂 2.1g 33kcal（1個分）

粉ゼラチン		3g
水		大さじ2
A	アーモンドミルク	1カップ
	豆乳	1/2カップ
	ラカントS（液状）	大さじ1
B	黒すりごま	大さじ1
	ラカントS（液状）、水	各大さじ1

1. 耐熱ボウルに分量の水を入れ、粉ゼラチンをふり入れてふやかす。
2. 別のボウルにAを入れて混ぜる。
3. ①はラップをかぶせずに電子レンジで20秒ほど加熱して溶かし、②に加えてよく混ぜる。グラスに等分に流し入れ、冷蔵庫で3時間ほど冷やし固める。
4. ボウルにBを入れて混ぜ、③にかける。

おからブラウニー

たっぷりのおからを使った、ヘルシーな焼き菓子です。くるみの食感がアクセント。

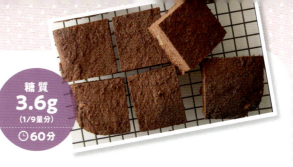

糖質 **3.6g** (1/9量分)
⏱ 60分

材料（17×17cmの角形1個分）
糖 6.4g 脂 17.9g 215kcal (1/9量分)

チョコレート（カカオ 86%）	150g
バター（食塩不使用）	50g
卵	3個
豆乳（無調整）	70〜100ml*
おから（生）	120g
ラカントS（顆粒）	80g
くるみ（むいたもの）	40g

＊おからのかたさによって調節する。

1. チョコレートは刻んで金属のボウルに入れ、湯せん（60℃くらい）にかけながら溶かす。
2. ①にバターを加えて溶かす。
3. 卵を卵黄と卵白に分けてそれぞれ別のボウルに入れ、卵黄のボウルにラカントS、豆乳、②を順に加えてその都度泡立て器で混ぜる。おからを加えて白っぽさがなくなるまで泡立て器でよく混ぜる。
4. 卵白はピンと角が立つまで泡立て、③に1/3量を加えてしっかりと混ぜる。残りの卵白も加え、泡をつぶさないように切るように木べらで混ぜる。
5. オーブン用ペーパーを敷いた型にくるみを敷いて④を流し入れ、180℃に温めたオーブンで30〜40分焼く。

ミックスベリーのヨーグルトジェラート

ベリー類は糖質低めのおすすめフルーツ。アイスが食べたくなったらコレです。

材料（作りやすい分量）
糖 2.7g 脂 5.2g 74kcal (1/6量分)

ミックスベリー*（冷凍）	60g
プレーンヨーグルト	400g
生クリーム	1/4カップ
ラカントS（液状）	大さじ3

＊ブルーベリー、ストロベリー、ラズベリーなどを合わせて。

1. ヨーグルトはペーパータオルを敷いたざるにのせ、冷蔵庫で2時間ほどおいて半量になるまで水きりをする。
2. ボウルに①、生クリーム、ラカントSを入れて混ぜる。金属の密閉容器に入れて冷凍庫で3時間ほど冷やし固める。
3. フードプロセッサーに②、ミックスベリーを入れてなめらかになるまで撹拌し、再び容器に入れて冷凍庫で2〜3時間冷やし固める。

糖質 **4.3g** (1/6量分)
⏱ 15分

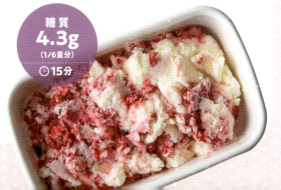

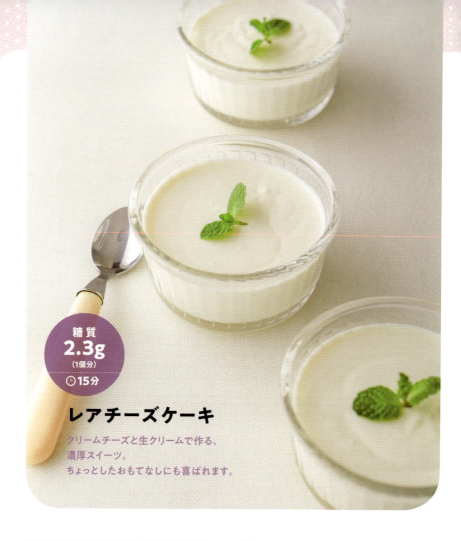

糖質 **2.3g** (1個分)
⏱15分

レアチーズケーキ

クリームチーズと生クリームで作る、
濃厚スイーツ。
ちょっとしたおもてなしにも喜ばれます。

材料（容量120mlのグラス4個分）
🔥3.7g 🧂17.6g **184kcal**(1個分)

クリームチーズ	100ml
ラカントS（液状）	大さじ2
プレーンヨーグルト	50g
レモン汁	大さじ1
生クリーム	100ml
粉ゼラチン	3g
水	大さじ2
ミントの葉	適量

❶ ボウルにクリームチーズを入れて混ぜ、なめらかになったら、ラカントS、ヨーグルト、レモン汁、生クリームを順に加え、その都度泡立て器でよく混ぜる。

❷ 耐熱ボウルに分量の水を入れ、粉ゼラチンをふり入れてふやかす。ラップをかぶせずに電子レンジで20秒ほど加熱して溶かし、①に加えてよく混ぜる。

❸ グラスに等分に②を流し入れ、冷蔵庫で3時間ほど冷やし固める。ミントを添える。

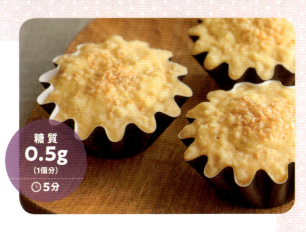

おからの蒸しパン

生地を混ぜて型に流して
チンするだけで完成します。

糖質 **0.5g**（1個分）
⏱ 5分

材料
（直径4cm、高さ3cmのカップケーキ型3個分）
🥢3.3g 🥢6.6g **84kcal**（1個分）

卵	1個
ラカントS（液状）	大さじ1
サラダ油	大さじ1
おから（生）	50g
白いりごま	少々

1. ボウルに卵を溶きほぐし、ラカントS、サラダ油を加えて泡立て器で混ぜる。おからを加えてさらに混ぜ、型に等分に入れてごまをふる。
2. 耐熱皿を2枚重ねて（火の通りをやわらかくするため）①をのせ、ふんわりとラップをかぶせて電子レンジで1分50秒〜2分加熱する。加熱しすぎるとかたくなってしまうので注意。

生チョコ

チョコ本来のおいしさを味わえます。
食べすぎは糖質オーバーになるので、量を守って。

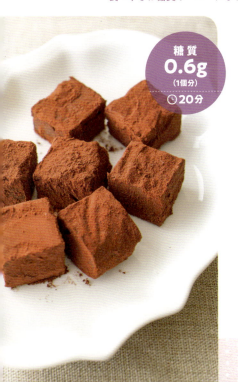

糖質 **0.6g**（1個分）
⏱ 20分

材料（12×20cmのバット1枚分・60個分）
🥢0.5g 🥢2.3g **27kcal**（1個分）

チョコレート（カカオ86％）	200g
生クリーム*	1/2カップ
ラカントS（液状）	大さじ1
ココアパウダー（純正）	大さじ2

＊常温にもどしておく。

1. チョコレートは刻んで金属のボウルに入れ、湯せん（60℃くらい）にかけながら溶かす。
2. ①に生クリームを少しずつ加えて混ぜ、ラカントSを加えて混ぜる。
3. ラップを敷いたバットに②を流し入れて平らにならし、ラップをぴっちりと貼って冷蔵庫で一晩おく。
4. ③をバットから取り出し、2cm角に切る。ポリ袋に入れてココアを加え、軽くふって全体にまぶしつける。

食材・食品別 糖質量&栄養価

日常的によく食べる食材の100g当たりの糖質、たんぱく質、脂質、カロリーの数値を記しています。おやつ、アルコールは一回の摂取平均量、調味料は大さじ1杯分の数値です。

正味100g中の栄養価

○=糖質少ない(0〜5.9g)　△=糖質やや多い(6.0〜9.9g)　✕=糖質多い(10g以上)

	肉類	糖質	たんぱく質	脂質	カロリー
○	鶏ささ身	0	23.0	0.8	105
○	鶏手羽先(皮つき)	0	17.4	16.2	226
○	鶏手羽元(皮つき)	0	18.2	12.8	197
○	鶏胸肉(皮つき)	0.1	21.3	5.9	145
○	鶏胸肉(皮なし)	0.1	23.3	1.9	116
○	鶏もも肉(皮つき)	0	16.6	14.2	204
○	鶏もも肉(皮なし)	0	19.0	5.0	127
○	鶏ひき肉	0	17.5	12.0	186
○	鶏レバー	0.6	18.9	3.1	111
○	豚肩ロース薄切り肉	0.1	17.1	19.2	253
○	豚スペアリブ	0.1	14.4	35.4	395
○	豚バラ薄切り肉	0.1	14.4	35.4	395
○	豚ヒレ肉	0.3	22.2	3.7	130
○	豚もも薄切り肉	0.2	20.5	10.2	183
○	豚ひき肉	0.1	17.7	17.2	236
○	豚レバー	2.5	20.4	3.4	128
○	牛肩ロース薄切り肉	0.2	16.2	26.4	318
○	牛サーロインステーキ肉	0.4	16.5	27.9	334
○	牛バラ肉	0.3	12.8	39.4	426
○	牛ヒレ肉	0.5	20.8	11.2	195
○	牛ランプ厚切り肉	0.6	18.6	17.8	248
○	牛ひき肉	0.3	17.1	21.1	272
○	牛タン	0.2	13.3	31.8	356
○	ラム骨付きロース肉	0.2	15.6	25.9	310
	肉加工品	糖質	たんぱく質	脂質	カロリー
○	ウインナーソーセージ	3.0	13.2	28.5	321
○	コンビーフ(缶詰)	1.7	19.8	13.0	203
○	サラミ	2.6	15.4	29.7	339
○	生ハム	0.5	24.0	16.6	247
○	ベーコン	0.3	12.9	39.1	405
○	ランチョンミート(缶詰)	4.6	13.4	26.6	315
○	ロースハム	1.3	16.5	13.9	196

魚介		糖質	たんぱく質	脂質	カロリー
○	あさり	0.4	6.0	0.3	30
○	あじ	0.1	19.7	4.5	126
○	いか(するめいか)	0.1	17.9	0.8	83
○	いわし	0.2	19.2	9.2	169
○	うに	3.3	16.0	4.8	120
○	えび(ブラックタイガー)	0.3	18.4	0.3	82
○	かき	4.7	6.6	1.4	60
○	かつお	0.1	25.8	0.5	114
○	鮭	0.1	22.3	4.1	133
○	さば	0.3	20.6	16.8	247
○	さわら	0.1	20.1	9.7	177
○	さんま	0.1	17.6	23.6	297
○	しじみ	4.5	7.5	1.4	64
○	鯛(真鯛)	0.1	20.9	9.4	177
○	たら	0.1	17.6	0.2	77
○	はまぐり	1.8	6.1	0.6	39
○	ぶり	0.3	21.4	17.6	257
○	まぐろ赤身	0.1	26.4	1.4	125
○	まぐろトロ	0.1	20.1	27.5	344
○	めかじき	0.1	19.2	7.6	153
魚介加工品		糖質	たんぱく質	脂質	カロリー
○	あさり水煮(缶詰)	3.0	18.2	2.5	107
○	いくら	0.2	32.6	15.6	272
○	いわし油漬け(缶詰)	0.1	30.3	22.4	323
○	うなぎ(蒲焼き)	3.1	23.0	21.0	293
○	かに(たらばがに・足・ゆで)	0.3	17.5	0.5	80
△	かに風味かまぼこ	9.2	12.1	0.5	90
△	かまぼこ	9.7	12.0	0.9	95
○	桜えび(干し)	0.3	48.6	2.8	233
○	鮭(塩鮭)	0.1	22.4	11.1	199
○	鮭水煮(缶詰)	0.1	15.8	9.9	152
×	さつま揚げ	13.9	12.5	3.7	139
○	さば水煮(缶詰)	0.1	16.0	6.3	121
○	さんましょうゆ味つけ(缶詰)	4.3	13.3	17.3	226
○	しらす干し	0.2	23.1	1.6	113
○	たこ(ゆで)	0.1	21.7	0.7	99
○	たらこ	0.4	24.0	4.7	140
×	ちくわ	13.5	12.2	2.0	121
○	まぐろ油漬けライト(缶詰)	0.1	16.9	26.6	307
○	まぐろ水煮(缶詰)	0.3	17.9	0.4	76

食材別糖質量&栄養価

卵、卵の加工品		糖質	たんぱく質	脂質	カロリー
○	うずら卵	0.3	12.6	13.1	179
○	鶏卵	0.3	12.3	10.3	151
○	ピータン	0	13.7	16.5	214
大豆製品		糖質	たんぱく質	脂質	カロリー
○	厚揚げ	0.2	10.7	11.3	150
○	油揚げ	0	23.4	34.4	410
○	おから	2.3	6.1	3.6	111
○	絹ごし豆腐	1.7	4.9	3.0	56
○	高野豆腐	1.7	50.5	34.1	536
○	大豆（水煮）	0.9	12.9	6.7	140
○	豆乳	2.9	3.6	2.0	46
△	納豆	5.4	16.5	10.0	200
○	木綿豆腐	1.2	6.6	4.2	72
チーズ		糖質	たんぱく質	脂質	カロリー
○	カッテージチーズ	1.9	13.3	4.5	105
○	カマンベールチーズ	0.9	19.1	24.7	310
○	クリームチーズ	2.3	8.2	33.0	346
○	スライスチーズ	1.3	22.7	26.0	339
○	パルメザンチーズ	1.9	44.0	30.8	475
○	ピザ用チーズ	0.1	28.1	28.2	366
○	プロセスチーズ	1.3	22.7	26.0	339
○	モッツァレラチーズ	4.2	18.4	19.9	276
乳製品		糖質	たんぱく質	脂質	カロリー
○	牛乳（普通）	4.8	3.3	3.8	67
△	牛乳（低脂肪）	5.5	3.8	1.0	46
○	生クリーム（植物性）	2.9	6.8	39.2	392
○	生クリーム（動物性）	3.1	2.0	45.0	433
×	ヨーグルト（加糖）	11.9	4.3	0.2	67
○	ヨーグルト（無糖）	4.9	3.6	3.0	62
ご飯		糖質	たんぱく質	脂質	カロリー
×	ご飯（白米）	36.8	2.5	0.3	168
×	ご飯（玄米）	34.2	2.8	1.0	165
×	ご飯（雑穀入り）	33.1	2.9	0.5	156
×	ご飯（胚芽精米）	35.6	2.7	0.6	167
×	すし飯（にぎりずし用）	34.4	2.3	0.3	157
×	赤飯	40.3	4.5	0.9	194
×	全がゆ	15.6	1.1	0.1	71
パン		糖質	たんぱく質	脂質	カロリー
×	イングリッシュマフィン	39.6	8.1	3.6	228
×	クロワッサン	42.1	7.9	26.8	448
×	食パン	44.4	9.3	4.4	264

		糖質	たんぱく質	脂質	カロリー
✗	ナン	45.6	10.3	3.4	262
✗	バターロール	46.6	10.1	9.0	316
✗	バンズ	47.1	8.5	3.8	265
✗	フランスパン	54.8	9.4	1.3	279
✗	ベーグル	52.1	9.6	2.0	275
✗	ライ麦パン	47.1	8.4	2.2	264

麺

		糖質	たんぱく質	脂質	カロリー
✗	うどん（ゆで）	20.8	2.6	0.4	105
✗	そうめん（乾麺）	70.2	9.5	1.1	356
✗	そば（ゆで）	24.0	4.8	1.0	132
✗	中華麺（蒸し）	36.5	5.3	1.7	198
✗	パスタ（乾麺）	71.2	12.2	1.9	379
✗	春雨（乾麺）	85.4	0	0.4	350
✗	ビーフン（乾麺）	79.0	7.0	1.6	377
✗	マカロニ（乾麺）	71.2	12.2	1.9	379

餅

		糖質	たんぱく質	脂質	カロリー
✗	切り餅	50.3	4.0	0.6	234

粉製品

		糖質	たんぱく質	脂質	カロリー
✗	ギョーザの皮	54.8	9.3	1.4	291
✗	車ふ	51.6	30.2	3.4	387
✗	しゅうまいの皮	56.7	8.3	1.4	295
✗	春巻きの皮	56.7	8.3	1.4	295
✗	ピザ生地	48.8	9.1	3.0	268

野菜

		糖質	たんぱく質	脂質	カロリー
○	おかひじき	0.9	1.4	0.2	17
○	オクラ	1.6	2.1	0.2	30
○	貝割れ大根	1.4	2.1	0.5	21
○	かぶ	3.1	0.7	0.1	20
✗	かぼちゃ	17.1	1.9	0.3	91
○	カリフラワー	2.3	3.0	0.1	27
○	キャベツ	3.4	1.3	0.2	23
○	きゅうり	1.9	1.0	0.1	14
○	グリーンアスパラガス	2.1	2.6	0.2	22
○	クレソン	0	2.1	0.1	15
○	ゴーヤー	1.3	1.0	0.1	17
△	ごぼう	9.7	1.8	0.1	65
○	小松菜	0.5	1.5	0.2	14
○	サニーレタス	1.2	1.2	0.2	16
○	春菊	0.7	2.3	0.3	22
○	ズッキーニ	1.5	1.3	0.1	14
○	セロリ	2.1	0.4	0.1	15
○	大根	2.7	0.5	0.1	18

食材別糖質量＆栄養価

		糖質	たんぱく質	脂質	カロリー
△	玉ねぎ	7.2	1.0	0.1	37
〇	青梗菜	0.8	0.6	0.1	9
〇	豆苗	0.7	3.8	0.4	27
×	とうもろこし	13.8	3.6	1.7	92
〇	トマト	3.7	0.7	0.1	19
〇	長ねぎ	5.8	1.4	0.1	34
〇	なす	2.9	1.1	0.1	22
〇	にら	1.3	1.7	0.3	21
△	にんじん	6.3	0.8	0.1	36
〇	白菜	1.9	0.8	0.1	14
〇	パプリカ(赤)	5.6	1.0	0.2	30
〇	ピーマン	2.8	0.9	0.2	22
〇	ブロッコリー	0.8	4.3	0.5	33
〇	ほうれん草	0.3	2.2	0.4	20
〇	豆もやし	0	3.7	1.5	37
〇	水菜	1.8	2.2	0.1	23
〇	もやし	1.3	1.7	0.1	14
〇	ヤングコーン	3.3	2.3	0.2	29
〇	レタス	1.7	0.6	0.1	12
×	れんこん	13.5	1.9	0.1	66
野菜加工品		**糖質**	**たんぱく質**	**脂質**	**カロリー**
×	コーン(ホール)	14.5	2.3	0.5	82
×	コーン(クリーム)	16.8	1.7	0.5	84
×	たくあん	11.7	1.2	0.3	64
〇	たけのこ(水煮)	1.7	2.7	0.2	23
〇	トマトホール(缶詰)	3.1	0.9	0.2	20
〇	白菜キムチ	5.2	2.8	0.3	46
×	ミックスベジタブル(冷凍)	11.0	3.5	1.0	75
豆		**糖質**	**たんぱく質**	**脂質**	**カロリー**
〇	枝豆	3.8	11.7	6.2	135
〇	絹さや	4.5	3.1	0.2	36
△	グリーンピース	7.6	6.9	0.4	93
〇	さやいんげん	2.7	1.8	0.1	23
×	白いんげん豆(ゆで)	11.5	8.5	1.0	143
△	スナップえんどう	7.4	2.9	0.1	43
×	空豆	12.9	10.9	0.2	108
×	ひよこ豆(ゆで)	15.8	9.5	2.5	171
×	ミックスビーンズ(ゆで)	16.0	10.0	2.0	140
×	レッドキドニービーンズ(ゆで)	17.5	9.2	1.0	148
いも		**糖質**	**たんぱく質**	**脂質**	**カロリー**
×	さつまいも	30.3	0.9	0.5	140
×	じゃがいも	16.3	1.6	0.1	76

		糖質	たんぱく質	脂質	カロリー
✗	里いも	10.8	1.5	0.1	58
✗	長いも	12.9	2.2	0.3	65
きのこ		糖質	たんぱく質	脂質	カロリー
○	えのきだけ	3.7	2.7	0.2	22
○	エリンギ	2.6	2.8	0.4	19
○	しいたけ	1.5	3.0	0.3	19
○	しめじ	1.3	2.7	0.6	18
○	なめこ	1.9	1.7	0.2	15
○	まいたけ	0.9	2.0	0.5	15
○	マッシュルーム	0.1	2.9	0.3	11
海藻		糖質	たんぱく質	脂質	カロリー
○	ひじき（もどす）	0.7	0.7	0.3	10
○	めかぶ	0	0.9	0.6	11
○	もずく	0	0.2	0.1	4
○	わかめ（生）	2.0	1.9	0.2	16
こんにゃく類		糖質	たんぱく質	脂質	カロリー
○	こんにゃく	0.3	0.1	0	5
○	しらたき	0.1	0.2	0	6
種実		糖質	たんぱく質	脂質	カロリー
✗	アーモンド	10.8	19.6	51.8	587
✗	カシューナッツ	20.0	19.8	47.6	576
○	かぼちゃの種（ロースト）	4.7	26.5	51.8	574
✗	ぎんなん	33.2	4.7	1.6	171
✗	栗	32.7	2.8	0.5	164
○	くるみ	4.2	14.6	68.8	674
○	ごま（黒、白）	5.9	20.3	54.2	599
✗	ピスタチオ	11.7	17.4	56.1	615
△	ヘーゼルナッツ（素焼き）	6.5	13.6	69.3	684
△	マカダミアナッツ	6.0	8.3	76.7	720
○	松の実	1.2	14.6	72.5	690
果実類		糖質	たんぱく質	脂質	カロリー
○	アボカド	6.0	2.5	18.7	187
✗	あんず（ドライ）	60.6	9.2	0.4	288
△	いちご	7.1	0.9	0.1	34
✗	いちじく	12.4	0.6	0.1	54
✗	いちじく（ドライ）	64.6	3.0	1.1	291
✗	オレンジ	10.8	0.9	0.1	46
✗	柿	14.3	0.4	0.2	60
✗	柿（干し）	57.3	1.5	1.7	276
✗	キウイフルーツ	11.0	1.0	0.1	53
△	グレープフルーツ	9.0	0.9	0.1	38
✗	さくらんぼ	14.0	1.0	0.2	60

食材別糖質量＆栄養価

果実類	糖質	たんぱく質	脂質	カロリー
△ すいか	9.2	0.6	0.1	37
✕ なし	10.4	0.3	0.1	43
✕ パイナップル	11.9	0.6	0.1	51
✕ バナナ	21.4	1.1	0.2	86
△ パパイア	7.3	0.5	0.2	38
✕ ぶどう	15.2	0.4	0.1	59
△ ブルーベリー	9.6	0.5	0.1	49
✕ マンゴー	15.6	0.6	0.1	64
✕ みかん	11.2	0.5	0.1	45
△ メロン	9.9	1.0	0.1	42
△ 桃	8.9	0.6	0.1	40
〇 ラズベリー	5.5	1.1	0.1	41
✕ りんご	14.3	0.2	0.3	61

一回の摂取平均量の栄養価
〇＝糖質少ない(0〜5.9g)
△＝糖質やや多い(6.0〜9.9g)
✕＝糖質多い(10g以上)

ケーキ	糖質	カロリー
✕ アップルパイ1個(180g)	56.5	547
✕ いちごのショートケーキ1個(110g)	40.1	301
✕ エクレア1個(120g)	34.4	323
✕ シフォンケーキ1個(85g)	24.5	290
✕ シュークリーム1個(100g)	25.3	228
✕ チョコレートケーキ1個(120g)	24.2	290
✕ フルーツタルト1個(120g)	35.7	258
✕ ベイクドチーズケーキ1個(135g)	31.2	429
✕ レアチーズケーキ1個(50g)	11.1	182

洋菓子	糖質	カロリー
✕ オレンジシャーベット80g	23.0	102
✕ コーヒーゼリー1個(150g)	15.6	72
✕ グレープフルーツゼリー1個(100g)	16.6	68
✕ プレーンドーナッツ1個(55g)	23.3	212
✕ バニラアイス120g	26.9	254
✕ プリン1個(85g)	15.2	121

和菓子	糖質	カロリー
✕ くず餅150g	42.6	220
✕ たい焼き1個(80g)	37.3	177
✕ 大福1個(50g)	25.2	118
✕ だんご あん1本(60g)	26.6	121
✕ だんご みたらし1本(60g)	26.9	118
✕ どら焼き1個(70g)	38.9	199

市販菓子	糖質	カロリー
〇 あたりめ10g	0.1	34
✕ えびせん20g	13.2	98
〇 さきいか10g	1.8	28
〇 酢昆布15g	2.3	26
✕ せんべい(塩)3枚(20g)	16.3	86
✕ せんべい(しょうゆ)1枚(20g)	16.5	75
〇 ピーナッツ(バター)10g	1.1	59
✕ ポッキー70g	42.2	358
✕ ポップコーン(塩)20g	10.1	97
✕ ポテトチップス(コンソメ)20g	10.0	110
✕ ポテトチップス(塩)20g	10.1	111
〇 ミックスナッツ10g	1.9	58
✕ ミルクチョコレート100g	51.9	558

コンビニフード	糖質	カロリー
✕ アメリカンドック 1本(75g)	24.8	234
✕ あんまん1個(110g)	53.4	308
〇 ひとロから揚げ 1個[※1]	2.1	73

	食品	糖質	カロリー
✗	肉まん1個（110g）	44.3	286
✗	ビーフメンチカツ 1個[※2]	11.7	482
✗	フライドチキン（骨なし）[※3]	10.2	351
✗	フライドポテト（細切り）[※4]	24.5	188
○	フランクフルト 1本（70g）	4.3	209
✗	ポテトコロッケ 1個[※5]	27.3	326
○	焼きとり もも肉（塩）1本（45g）	0	92
△	焼きとり ねぎま（たれ）1本（35g）	4.1	91

ドリンク		糖質	カロリー
○	アイスカフェラテ（Mサイズ）	4.8	51
✗	アイスカフェラテ（Mサイズ・ガムシロップ1個）	13.8	87
✗	甘酒（ノンアルコール）	33.6	146
○	ウーロン茶200ml	0.2	
✗	オレンジジュース（果汁100%）200ml	20.7	90
✗	缶コーヒー185g	15.2	70
○	紅茶（無糖）200ml	0.2	2
○	コーヒー（無糖）200ml	1.4	8
✗	コーラ200ml	23.9	97
✗	サイダー200ml	21.4	86
✗	スポーツドリンク200ml	10.7	44
○	ほうじ茶200ml	0.2	0
△	ミルクティー（加糖）200ml	4.3	36
✗	ミルクココア（加糖）100g	74.9	412
△	野菜ジュース200ml	14.4	75
✗	りんごジュース（果汁100%）200ml	21.7	88

アルコール		糖質	カロリー
○	ウイスキー ロック（ダブル）	0	135
✗	梅酒ロック60ml	13.1	99
○	シャンパン100ml	2.2	80
△	紹興酒60ml	3.1	76
○	焼酎 ロック（乙類）50ml	0	72
✗	日本酒180ml	6.6	186
△	ハイボール（無糖）150ml	0	66
✗	発泡酒350ml	12.6	158
✗	ビール350ml	10.5	147
○	ワイン（赤・辛口）100ml	1.5	73
○	ワイン（白・辛口）100ml	2.0	73

大さじ1中の栄養価

- ○ ＝糖質少ない（0〜2.9g）
- △ ＝糖質やや多い（3.0〜5.0g）
- ✗ ＝糖質多い（5.0g以上）

調味料		糖質	カロリー
○	油（サラダ油、ごま油、オリーブ油など）	0	111
△	ウスターソース	4.7	21
△	オイスターソース	3.3	19
✗	片栗粉	7.3	30
✗	小麦粉	6.6	33
△	コンソメ（顆粒）	3.8	21
✗	砂糖	8.9	35
○	塩	0	0
○	酒	0.7	16
○	しょうゆ（濃口）	1.8	13
○	しょうゆ（薄口）	1.4	10
○	酢（穀物酢）	0.4	4
○	酢（米酢）	1.1	7
✗	中濃ソース	6.3	28
○	粒マスタード	1.9	34
○	豆板醤	0.7	12.0
△	トマトケチャップ	4.6	21
○	トマトペースト	1.5	7
△	ナンプラー	0.5	9
○	バター	0	89
✗	はちみつ	16.7	62
○	ポン酢しょうゆ	1.4	8
○	マヨネーズ	0.5	84
✗	みそ（西京みそ）	5.8	39
△	みそ（淡色辛みそ）	3.1	35
✗	みりん	7.8	43
✗	メープルシロップ	13.9	54
○	めんつゆ（ストレート）	1.6	8
✗	焼き肉のたれ	5.9	30
○	ゆずこしょう	0.5	7
○	ワインビネガー	0.2	3

※1＝鶏もも肉25g ※2＝牛ひき肉100g ※3＝鶏もも肉120g
※4＝じゃがいも150g ※5＝じゃがいも110g

材料別料理さくいん

食べたい食材で作りたいとき、冷蔵庫にあるもので作りたいときなどにご活用ください。
円の中の数字がページ数です。

● =ダイエット献立　● =ワンディッシュ　● =使い切り野菜おかず　● =作りおきたんぱく質おかず

肉

鶏肉

 24 ローカーボから揚げ
 26 チーズダッカルビ
 28 鶏肉のしょうが焼き
 30 アジアンチキン蒸し
 32 ペッパーチキンソテー
 34 トマトチキグラタン

 36 タイ風テリヤキ
 38 鶏肉のガーリック炒め
 40 豆乳チキンシチュー
 42 早うまチキンカレー
 44 鶏肉となすのうま辛炒め
 97 チキンとキャベツのトマトパスタ
 124 サラダチキン(プレーン)

 126 サラダチキン(ピリ辛しょうゆ)
 126 サラダチキン(ハーブ&スパイス)
 127 サラダチキン(バジルトマト)
 127 サラダチキン(ガーリックカレー)
 130 手羽元のこくうま煮(甘辛じょうゆ)
 131 手羽元のこくうま煮(ごまみそ)
 131 手羽元のこくうま煮(黒酢)

豚肉

 46 豚こまスタミナ炒め
 48 豚肉と白菜のレンチン
 50 楽うまポークトマト煮
 52 豚こまのごまマヨ焼き
 54 豚肉となすのおかか煮
 56 豚肉のみそマヨソテー
 58 豚肉しゃぶ香味だれ

 60 油揚げレンジギョーザ
 80 豚肉とたけのこのみそ汁
 82 とろとろマーボー
 88 厚揚げの肉巻き
 103 ひき肉となすのピリ辛担々麺
 105 ポン酢焼きそば
 106 ふわふわ豆腐お好み焼き

牛肉

豚肉の塩バター豆乳鍋 110

サンラータン麺 112

牛肉の梅ポン炒め 62

牛ボールのアヒージョ 64

牛肉のすき煮 66

こねないハンバーグ 68

ボリューム肉うどん 104

食べるユッケジャンスープ 113

牛すね肉やわらか煮（塩） 128

牛すね肉やわらか煮（しょうゆ） 129

牛すね肉やわらか煮（カレー） 129

魚介

いか
いかのスパイシー炒め 74

鮭
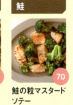
鮭の粒マスタードソテー 70

たら
サーモンのクリームパスタ 99

たらと豆腐のイタリアン鍋 108

めかじき

めかじきのピリ辛炒め 72

魚介の加工品

さば缶
さば缶アクアパッツァ 76

さば缶キーマカレー 78

さば缶の野菜炒め 80

しらす干し
しらすめかぶ 44

豆腐と水菜のデリサラダ 50

たこ
たことトマトのマリネ 90

ツナ缶（オイル漬け）
大豆とツナのマヨネーズあえ 54

なすとツナの青じそあえ 58

ほうれん草とツナのクリーム煮 120

卵

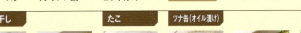

ペッパーチキンソテー 32

キャベツと落とし卵のスープ 38

かにかまのレンチン茶碗蒸し 52

セロリチャンプルー 84

キャベツと卵のおかか風味 88

ソーセージのカルボナーラ 94

ふわふわ豆腐お好み焼き 106

チー玉生地のワザありピザ 107

食べるユッケジャンスープ 113

キャベツとベーコンのふわふわ卵焼き 118

味つけ卵（ピリ辛しょうゆ） 132

味つけ卵（しょうがみそ） 133

味つけ卵（ナンプラーごま油） 133

材料別料理さくいん

147

大豆製品

厚揚げ

厚揚げの
キムチ煮 86

厚揚げの肉巻き 88

厚揚げの
ラザニア風 90

もやしと厚揚げの
甘辛煮 115

油揚げ

油揚げと白菜の
レンチンごまあえ 36

油揚げ
レンジギョーザ 60

おから

キャベツと油揚げの
しょうが煮 118

豆乳チキン
シチュー 40

おからの
ポテサラ風 70

小松菜の
かんたん梅白あえ 84

サーモンの
クリームパスタ 99

ほうれん草と
ツナのクリーム煮 120

高野豆腐

高野豆腐のしみじみ
めんつゆ煮 74

木綿豆腐

トマト温奴 40

早うま
チキンカレー 42

豆腐と水菜の
デリサラダ 50

牛肉のすき煮 66

アボカドと豆腐の
塩昆布サラダ 72

さば缶
キーマカレー 78

とろとろマーボー 82

セロリ
チャンプルー 84

ふわふわ豆腐
お好み焼き 106

たらと豆腐の
イタリアン鍋 108

豆腐と野菜の
カマンベールチーズ鍋 111

豆

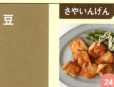
サンラータン麺 112

さやいんげん

ローカーボ
から揚げ 24

大豆

いんげんとエリンギの
チーズ炒め 76

大豆とツナの
マヨネーズあえ 54

ミックスビーンズ

ミックスビーンズと
セロリのコンソメスープ 64

野菜

オクラ

オクラとキムチの
とろ辛スープ 28

早うま
チキンカレー 42

キャベツ

チーズ
ダッカルビ 26

キャベツと落とし
卵のスープ 38

キャベツの
みそバターラーメン風 46

豚こまの
ごまマヨ焼き 52

油揚げ
レンジギョーザ 60

キャベツとコーンの
コールスロー 78

さば缶の
野菜炒め 80

キャベツと卵の
おかか風味 88

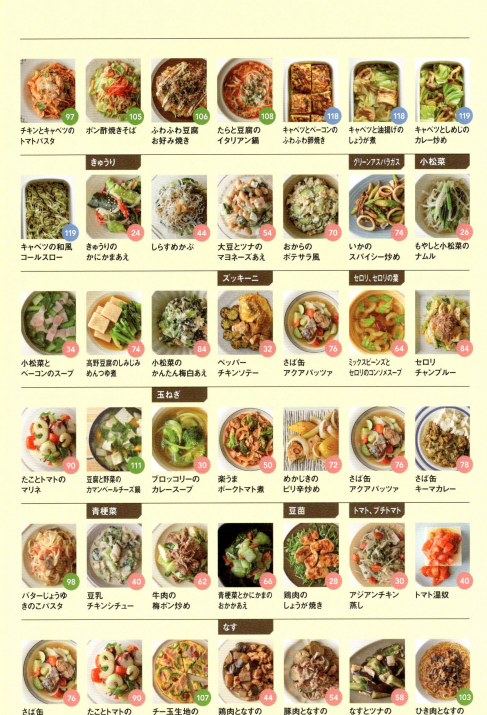

にら

46
豚こま
スタミナ炒め

110
豚肉の塩バター
豆乳鍋

113
食べるユッケ
ジャンスープ

にんじん

58
豚肉しゃぶ
香味だれ

白菜

36
油揚げと白菜の
レンチンごまあえ

48
豚肉と白菜の
レンチン

104
ボリューム
肉うどん

パプリカ

111
豆腐と野菜の
カマンベールチーズ鍋

34
トマチキ
グラタン

64
牛ボールの
アヒージョ

72
めかじきの
ピリ辛炒め

80
さば缶の
野菜炒め

111
豆腐と野菜の
カマンベールチーズ鍋

ピーマン

56
豚肉の
みそマヨソテー

ブロッコリー

6
もやしとピーマンの
カレー炒め

107
チー玉生地の
ワザありピザ

30
ブロッコリーの
カレースープ

50
楽うまポーク
トマト煮

70
鮭の粒マスタード
ソテー

86
ブロッコリーと
ソーセージのスープ

116
ブロッコリーの
ハーブチーズあえ

ほうれん草

116
ブロッコリーとかにかまの
めんつゆびたし

117
ブロッコリーのピリ辛
アンチョビ炒め

117
ブロッコリーの
ごまマヨあえ

99
サーモンの
クリームパスタ

120
ほうれん草と
ツナのクリーム煮

120
ほうれん草と
チーズの洋風ナムル

121
ほうれん草とコーンの
バターじょうゆ

水菜

121
ほうれん草とえのきの
めんつゆおひたし

50
豆腐と水菜の
デリサラダ

もやし、大豆もやし

26
もやしと小松菜の
ナムル

30
アジアン
チキン蒸し

42
大豆もやしの
やみつきサラダ

60
もやしとピーマンの
カレー炒め

68
わかめと
もやしの汁麺風

レタス

113
食べるユッケ
ジャンスープ

114
もやしの
ピリ辛ナムル

114
もやしと
桜えびの塩炒め

115
もやしと厚揚げ
の甘辛煮

115
もやしとハムの
スープ煮

110
豚肉の
塩バター豆乳鍋

58
豚肉しゃぶ
香味だれ

果実

アボカドの
ミニグラタン
48

アボカドと豆腐の
塩昆布サラダ
72

アボカドの
塩昆布マヨ
82

こんにゃく類

こんにゃく

鶏肉となすの
うま辛炒め
44

しらたき

わかめとなめこの
しらたき汁麺
56

牛肉のすき煮
66

サンラータン麺
112

きのこ

えのきだけ

バターじょうゆ
きのこ
62

さば缶
キーマカレー
78

サンラータン麺
112

ほうれん草とえのきの
めんつゆおひたし
121

エリンギ

早うま
チキンカレー
42

豚こま
スタミナ炒め
46

いんげんとエリンギの
チーズ炒め
76

バターじょうゆ
きのこパスタ
98

しいたけ

ボリューム
肉うどん
104

しめじ

トマチキグラタン
34

豆乳チキン
シチュー
40

バターじょうゆ
きのこ
62

いかの
スパイシー炒め
74

厚揚げの
キムチ煮
86

たらと豆腐の
イタリアン鍋
108

キャベツとしめじの
カレー炒め
119

なめこ

わかめとなめこの
しらたき汁麺
56

とろとろマーボー
82

まいたけ

鶏肉の
ガーリック炒め
38

マッシュルーム

マッシュルームの
チーズサラダ
32

海藻

牛ボールの
アヒージョ
64

めかぶ

しらすめかぶ
44

わかめ

わかめとなめこの
しらたき汁麺
56

わかめと
もやしの汁麺風
68

材料別料理さくいん

151

医学監修　前川　智［まえかわ・さとし］

長野松代総合病院ダイエット科部長、消化器内科部長。日本肥満学会肥満症専門医・指導医。医学博士。2010年より食事療法・行動療法・運動療法を組み合わせた正しい減量プログラムを行う「ダイエット入院」を実施。これまで1000人以上の患者さんが入院し、100％の人が減量に成功。入院プログラムでもっとも重視しているのが食事で、糖質制限を提唱している。おなかいっぱい食事ができ、ストレスなく健康的にやせられると大好評。著書に『イラスト＆図解 ゼロから知りたい! 糖質の教科書』（西東社刊）、『やぶ患者になるな!』（幻冬舎刊）がある。

料理　井原裕子［いはら・ゆうこ］

料理研究家。料理アプリ「DELISH KITCHEN」副編集長。 食生活アドバイザー、野菜ソムリエの資格を持つ。米国、英国に約8年間在住した後、料理研究家のアシスタントを12年勤めて独立。季節感を大切に、体にやさしい食べ方、誰にでもおいしく作れる料理作りが大人気。雑誌や書籍でのレシピ提案のほか、テレビ出演、企業の商品開発やレストランのメニュー開発などでも活躍中。著書に『フライパンひとつで何つくる?』（成美堂出版刊）、『女子力アップ! ダイエット応援弁当 15分でできる!』（文化出版刊）など多数。

STAFF

栄養価計算／岡田みなみ（管理栄養士）
撮影／原 ヒデトシ
スタイリング／宮沢ゆか
デザイン／中村真衣子（梅田敏典デザイン事務所）

イラスト／矢田ミカ
構成・編集／園田聖絵（FOODS FREAKS）
栄養データ協力／弥冨秀江（株式会社ヘルスイノベーション）
写真提供／Nishihama／PIXTA（ピクスタ）

10分で2品! やせる糖質オフレシピ

2019年 7月10日発行　第1版
2021年 8月20日発行　第1版　第4刷

監修者	前川 智
著　者	井原裕子
発行者	若松和紀
発行所	株式会社 西東社

〒113-0034　東京都文京区湯島2-3-13
https://www.seitosha.co.jp/
電話 03-5800-3120（代）

※本書に記載のない内容のご質問や著者等の連絡先につきましては、お答えできかねます。

落丁・乱丁本は、小社「営業」宛にご送付ください。送料小社負担にてお取り替えいたします。
本書の内容の一部あるいは全部を無断で複製（コピー・データファイル化すること）、転載（ウェブサイト・ブログ等の電子メディアも含む）することは、法律で認められた場合を除き、著作者及び出版社の権利を侵害することになります。代行業者等の第三者に依頼して本書を電子データ化することも認められておりません。

ISBN 978-4-7916-2868-1